U0324398

PROMOTE GRADING TREATMENT

推进分级诊疗

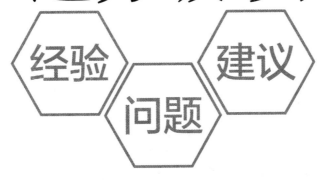

经验 问题 建议

国务院发展研究中心社会部课题组 著

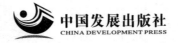

中国发展出版社
CHINA DEVELOPMENT PRESS

图书在版编目（CIP）数据

推进分级诊疗：经验·问题·建议 / 国务院发展研究中心社会部课题组著 . — 北京：中国发展出版社，2017.10

ISBN 978-7-5177-0079-1

Ⅰ.①推… Ⅱ.①国… Ⅲ.①医疗保健制度—体制改革—研究—中国 Ⅳ.① R197.1

中国版本图书馆 CIP 数据核字（2017）第 226888 号

书　　　名：推进分级诊疗：经验·问题·建议
著作责任者：国务院发展研究中心社会部课题组
出 版 发 行：中国发展出版社
　　　　　　（北京市西城区百万庄大街 16 号 8 层 100037）
标 准 书 号：ISBN 978-7-5177-0079-1
经 销 者：各地新华书店
印 刷 者：三河市东方印刷有限公司
开　　　本：710mm×1000mm 1/16
印　　　张：15.5
字　　　数：193 千字
版　　　次：2017 年 10 月第 1 版
印　　　次：2017 年 10 月第 1 次印刷
定　　　价：49.00 元

联 系 电 话：(010) 88919581 68990692
购 书 热 线：(010) 68990682 68990686
网 络 订 购：http://zgfzcbs.tmall.com
网 购 电 话：(010) 88333349 68990639
本 社 网 址：http://www.develpress.com.cn
电 子 邮 件：370118561@qq.com

版权所有·翻印必究

本社图书若有缺页、倒页，请向发行部调换

课题组成员

课题负责人

葛延风　　国务院发展研究中心社会发展研究部部长

中方成员（以姓氏笔画为序）

王列军　　国务院发展研究中心社会发展研究部副部长

冯文猛　　国务院发展研究中心社会发展研究部副研究员

张佳慧　　国务院发展研究中心社会发展研究部副研究员

张　亮　　国务院发展研究中心社会发展研究部副研究员

喻　东　　国务院发展研究中心社会发展研究部副研究员

外方成员

汤胜蓝　　美国杜克大学教授、昆山杜克大学全球健康中心主任

J. Moe　　美国杜克大学教授

前 言

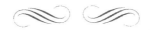

    本书是国务院发展研究中心社会发展研究部课题组 2016 年启动分级诊疗课题以来的主要研究成果。

    医疗服务体系改革是中国医改的"深水区",选择改革的切入点尤为重要。近年来,特别是 2013 年以来,分级诊疗制度成为服务体系改革的重要切入点。2013 年全国卫生工作会议明确提出要积极探索和大力推广医疗机构上下联动的体制机制,重点是通过区域医联体的构建,落实分级诊疗、双向转诊等制度。2016 年全国卫生与健康大会上,习近平总书记指出,"要着力推进基本医疗卫生制度建设,努力在分级诊疗制度、现代医院管理制度、全民医保制度、药品供应保障制度、综合监管制度 5 项基本医疗卫生制度建设上取得突破"。按照中央要求,各地正在以不同方式推进分级诊疗制度试点,一些地方也取得了一些好的经验与成效。

    虽然分级诊疗制度的改革探索已经起步,但改革中遇到的很多问题还没有清晰、一致的答案。比如,对"分级诊疗是什么"的问题还没有清晰、统一的认识,势必影响到分级诊疗的体系设计。又如,分级诊疗的组织形式多种多样,是人财物统一管理、经济利益一体化的紧密组织形式,还是没有统一管理、只是简单转诊的松散组织形式,目前还没有定论,也容易产生困扰。再如,分级诊疗的规则和利益机制也是一个突出问题,从一些地方试点情况看,纳入同一个医联体的不同医疗机构之间依然存在利益冲突，基层医疗机构患者不愿去，大医院也不愿流失患者，双向转诊、多级诊疗制度仍然以大医院为中心。而且，分级诊疗制度和支付方式改革、信息化平台建设等的有机结合还有待进一步探索。

从国际看，分级诊疗是医疗服务体系长期良好运行的结果，背后有一整套完善的体系架构，即使明文规定不多，但是全科医生、专科医疗机构、康复护理机构等都有明确的分工协作关系，服务体系的整合程度很高。同时，分级诊疗还得到了医疗保障制度的支撑，医保对供需双方实施了从经济手段乃至强制手段的控制，以防范医疗费用的不合理增长。和发达国家相比，我国的分级诊疗还处在起步阶段，既需要有规章制度这样的"治标"手段，也需要解决深层次体制机制问题的"治本"之策，改革不能不从两端一起推。因此，有必要及时总结分级诊疗制度改革试点工作的经验教训，并结合国际经验，综合施策，标本兼治，推动分级诊疗改革深化。

本项研究就是试图从"三医联动"的宏观视角出发，通过系统化研究，明确分级诊疗的整体战略和核心目标，对关键环节、重点问题提出有针对性的一揽子政策建议，为推进中国医疗服务系统改革提供决策支持。

在一年多的研究过程中，课题组不仅进行了大量的文献梳理工作，同时也进行了大量的实地调研。课题组赴浙江、甘肃、四川等地，与卫生计生部门、医保相关部门、各级医疗服务机构、医生和患者等召开了多场专题座谈会，广泛听取相关利益方的意见和建议。在研究启动和撰写报告的环节，还召开了多次专家研讨会，认真吸取有关国内外专家及相关部委官员的意见和建议。

为了更深入地了解国际上分级诊疗的总体情况和关键举措，课题组部分成员专程赴美国进行访问研究，与杜克大学全球健康中心、杜克大学医学院、达勒姆市退伍军人医疗中心、Cornerstone 诊所、凯撒医疗集团、蓝盾蓝十字保险等开展了深入交流。同时，还专门邀请了美国专家来华交流。杜克大学全球健康研究所专家还以发达国家分级诊疗的主要特点和演变趋势为重点，分别对日本、英国、德国、泰国、美国医疗系统的分级诊疗状况进行了国别案例研究，并对其一般规律进行总结。

本项研究由国务院发展研究中心社会发展研究部牵头组织，昆山杜克大学全球健康研究中心参与合作，课题负责人是社会发展研究部葛延风研究员。中方成员包括国务院发展研究中心社会发展研究部有关研究人员，国际经验研究及国别案例研究主要由美国杜克大学汤胜蓝教授和 Jeff Moe 教授完成。

本项研究成果是集体智慧的产物，每份报告的分工和写作都经过了反复的集体讨论和集体定稿。其中，上篇总报告由张佳慧、葛延风撰写，分报告一由张亮撰写，分报告二由冯文猛撰写，分报告三由王列军撰写，分报告四由喻东撰写；下篇总报告和国别报告由 Jeff Moe 教授撰写。

研究过程中，还有很多专家和学者以不同方式参与了讨论和相关的研究工作，给予了我们支持。杜克大学副校长、全球健康研究所名誉所长 Michael Merson 教授、昆山杜克大学李妮颖女士等参与了本项研究的讨论，提出了很多重要的意见和建议。此外，来自国内研究机构和相关政府部门的很多专家（这里难以一一列举名单）或参与讨论，或以其他方式给予了支持。在这里，我们向所有对本项研究提供支持和帮助的朋友表示衷心的感谢！

最后，还要感谢强生（中国）投资有限公司出于企业社会责任、不附带任何企业诉求，为本项研究提供了研究经费支持，并对强生（中国）投资有限公司同仁在课题研究中提出的宝贵建议表示感谢。

　　我们衷心地希望本书的出版能够为推动分级诊疗目标实现贡献力量，并为相关政府部门决策以及学界同仁开展进一步研究提供参考和借鉴。需要强调的是，本项研究成果是课题组的观点，不代表国务院发展研究中心，课题组及署名作者对具体报告承担责任，恳请有关机构、学者在引用时予以注意。另外，由于能力和水平限制，不足之处在所难免，欢迎大家批评指正。

"药品政策研究"课题组

2017 年 8 月

目 录

上 篇

上 篇

完善分级诊疗制度研究报告

　　建立完善的分级诊疗制度是良好医药卫生制度的重要制度基础。2016 年 8 月，习近平总书记在全国卫生与健康大会上将分级诊疗制度列在五项需要重点突破的基本医疗卫生制度建设的首位。近年来，从中央到地方都高度重视分级诊疗，相关配套措施陆续出台，各地也在积极探索，不少地区的典型做法值得肯定，为分级诊疗工作的全面推进提供了宝贵经验，但从全国范围看整体成效有限。良好分级诊疗格局的形成是多方面制度综合作用的结果，与医疗服务体系、医疗保障制度、患者就医行为等密切相关，必须多角度发力、统筹推进。

一、分级诊疗的内涵、意义和制度基础

（一）分级诊疗的内涵

　　按照 WHO 于 1957 年提出的概念，医疗服务分为初级保健（Primary care）、二级医疗（Secondary care）和三级医疗（Tertiary care），或者分为全科医疗（Primary care）和专科医疗（Specialty care）。这是对医疗服务的分级，而不是简单地对医疗机构进行分级。从这个

意义上来讲，分级诊疗是根据患者病情需要提供不同级别的医疗服务，而不是要求患者按照医疗机构的级别逐级就诊。

分级诊疗并不是一项制度，而是医疗卫生体系合理有效运行的结果。分级诊疗描述的是这样一种有序的诊疗格局和状态：不同级别、不同类型的医疗机构承担不同难易程度疾病的诊疗，患者依据病情轻重，能够在合适的医疗机构得到适宜的诊疗，必要时不同级别、不同类型的医疗机构可以有效配合，确保患者得到连续性的诊疗服务。

分级诊疗的基本流程通常是是由初级卫生保健机构（全科医生、家庭医生）提供首诊并解决大部分健康问题，再根据部分病人的病情需要转诊给专科医生（包括专科门诊和住院）进一步治疗，专科治疗结束后再转回康复机构或初级卫生保健机构继续康复或跟踪治疗。

从这一过程可以看到，分级诊疗的目的不是"分"，而是"合"，是不同类型、不同级别医疗机构在各自明确分工基础上的相互协作与配合。这与世界卫生组织 2015 年提出的"以人为本的一体化服务（PCIC）"的理念是高度一致的，即"将包括健康促进、疾病预防、治疗和临终关怀等在内的各种医疗卫生服务的管理和服务提供整合在一起。根据健康需要，协调各级各类医疗机构为病患提供终生连贯的服务"①。

（二）实施分级诊疗的意义

疾病类型多样、复杂程度不同、处置手段各异，因而需要设立不同类型、不同专业技术水平的医疗机构来解决不同的问题。基层医疗机构以全科为主，主要承担常见病、多发病的诊疗；综合医院以专科为主，主要负责疑难重症的诊疗；康复、护理类机构有较少的医学处

---

① WHO, 2015, WHO Global Strategy on People-Centred and Integrated Health Services, WHO/HIS/SDS/2015.6.

置，主要负责疾病急性期过后的功能恢复；临终关怀类机构则主要解决处于生命终末期患者的照料和慰藉；等等。建立分级诊疗制度的根本目的在于实现最高标准的服务质量，即所有患者每次都能在正确的时间、正确的地点获得正确的医疗服务[①]。

分级诊疗的第一大优势是通过服务的连续性确保服务的高质量。分级诊疗的基本理念是让大多数健康问题在基层得到解决，在必要的时候交由高层级医疗机构处置，处置结束后再转回基层医疗机构继续康复。基层医疗机构贴近社区，通过与社区居民保持长期、稳定的诊疗关系，能够更加全面地了解社区居民的健康需求，并对患者的健康问题及时做出反应。基层医疗机构便捷的地理位置进一步提高了服务的可及性，从而确保了整个医疗服务过程的高质量。

分级诊疗的第二大优势体现为经济性。让所有患者每次都能在正确的时间、正确的地点获得正确的医疗服务不仅是高质量的表现，也是经济性的体现。医院、特别是大型医院的建设和运营成本远高于基层医疗机构，治疗服务的成本也远高于预防保健服务。以医院为中心、以疾病治疗为中心的直接后果是推高成本，让医院，特别是大型医院处理原本可以由基层医疗机构处置的常见病、多发病，更是对医疗资源的极大浪费。对任何一个国家而言，民众的健康需求都是无限的，且随着人口老龄化、疾病谱变化、医疗技术进步等，医疗费用总是会持续攀升。因此，建立有效的分级诊疗制度，让患者能够在适宜的地点获得适宜的服务，是有效控制医疗费用、确保医疗服务体系宏观高效率的重要基础。

[①]　世界银行、世界卫生组织、财政部、卫生计生委、人力资源社会保障部《深化中国医药卫生体制改革：建设基于价值的优质服务提供体系》，2016 年。

（三）分级诊疗的制度基础

分级诊疗制度建立的目标是确保所有患者每次都能在正确的时间、正确的地点获得正确的医疗服务，这一方面要求有一个能够提供适宜的、连续性的、高质量服务的医疗服务体系作为基础架构，另一方面也要求有一套科学的激励和约束机制引导整个服务体系有足够的动力去提供适宜的服务，最后也要求患方能够以理性的态度合理利用医疗服务。这些构成了分级诊疗格局形成的三个基础条件。

分级诊疗格局形成的基础条件之一，是要有布局合理、分工明确且能相互协作的完整的医疗卫生服务体系，且基层医疗机构有能力发挥"守门人"作用。发达国家往往有一个强有力的初级卫生保健体系，且初级卫生保健机构和医院之间往往有明确的职能分工。绝大多数发达国家设定了全科医生首诊制度，初级卫生保健机构在自身能力范围之内尽可能解决患者健康问题，无力解决的则转给专科医生继续治疗。医院基本不设普通门诊，只设急诊、专科门诊和住院服务。除急诊外，医院专科门诊和住院服务都需要全科医生的转诊及预约，医院不接收不经转诊和预约的病人。

初级卫生保健机构是患者与医疗服务体系的第一接触点，既发挥了"健康守门人"的作用，也发挥着"费用守门人"的功能。英国20世纪90年代后期建立的初级卫生保健信托（Primary Care Trust，PCT）以及2012年医疗改革后在此基础上改组成立的临床服务购买团体（Clinical Commissioner Group，CCG），其主体都是全科医生，初衷都是由全科医生控制医疗保健资金的分配，最终达到节约成本、控制医疗费用增长的目的。

分级诊疗格局形成的基础条件之二，是医疗保障体系能够对医疗服务体系的发展和运行进行有效的约束和引导。分级诊疗制度的强化有赖于医疗保障体系的强有力推动。医院、特别是大医院运行成本高，对医疗资源消耗大。而初级卫生保健服务机构更贴近社区和人群，能够更好地响应患者的需求，可以很好地保证服务的连续性，且运行成本低，具有很好的成本效益。因此，以社区首诊为基础的分级诊疗格局，既能够有效地控制医疗费用，降低社会总成本，又可以促进服务可及、很好地保障医疗质量，成为政府及各类医疗保险部门着力推动的制度。

各国的医疗保障体系（不论是英国的国民健康服务体系、德国的社会保险体系，还是美国的商业医保体系）都对不同类型医疗机构设定不同的支付方式，以激励其在自身职能范围内尽可能地控制成本并提供高质量的服务。如对初级卫生保健机构往往采取按人头付费和总额预付的方式，有些国家为了限制不必要的转诊，还进一步将转诊率纳入考核体系，或将专科服务的资金池与初级卫生保健服务资金池设置联动机制，即专科服务利用过多将相应削减初级卫生服务资金总额。对医院住院服务往往采取诊断相关分组付费（DRGs）、总额预付等方式，以激励其降低成本，对医院专科门诊服务采取包括按项目付费、总额付费等多种不同方式。此外，为限制患者过度利用医疗服务，医疗保障方往往对患者的自由选择权或其他就医行为进行适当限制。

分级诊疗格局形成的基础条件之三，是公众和患者有理性的健康观和就医观。公众能够客观认识疾病规律，对疾病诊疗结果有合理的预期，不过度利用医疗资源，是医疗服务体系的分工协作和医疗保障制度的约束引导能够发挥作用的重要制约因素。经济杠杆的引导能够在一定程度上限制患者的无序就医，但居民收入水平的总体提升、特别是高收入群体的大规模增加会部分抵消经济杠杆的调节作用；并且，如果不是主观上对诊疗有理性认识和合理预期，医保报销比例的限制还可能激化医患双方以及患者与医保部门之间的矛盾，不能从根本上解决患者无序就诊的问题。近年来，加强公众健康教育，为患者"赋能"，引导患者参与医疗决策和成本控制等过程成为发达国家重要的政策导向。

二、中国分级诊疗状况及其影响

（一）分级诊疗的简要历程及现状

改革开放以前，中国基层医疗机构和医院的职能分工比较明确，不同类型、级别医疗机构间有良好的协作关系；农村合作医疗、城镇劳保医疗和公费医疗等保障制度对基层首诊、转诊、转院等也有严格的规定和控制，没有转诊、转院证明的医院大都不接诊，或者需要全额自费；并且当时医疗资源总体有限，受收入水平、健康观念、交通不便等影响，很少有越级就诊现象。

改革开放后，受多方面因素影响，医疗卫生领域简单套用经济领域和企业改革的做法，医疗机构开始面向市场、自负盈亏、自我发展、多挣多分、多挣多得，不同类型、级别医疗机构间开始处于全面竞争状态。在此过程中，医院、特别是大型医院由于技术水平高、"盈利"能力强，逐步走上无序扩张道路；基层医疗机构技术水平整体较弱，逐渐在竞争中处于劣势，一度处于全面萎缩甚至瓦解状态。在农村合作医疗、城镇劳保医疗和公费医疗等传统基本医疗保障制度瓦解或弱化的过程，对基层首诊、转诊、转院等严格规定也名存实亡。与此同时，随着居民收入水平的提高和健康观念的改变，对自身健康的关注和对医疗服务的期望越来越高，患者向大医院集中的趋势越来越突出。

尽管20世纪90年代末期开始，特别是2003年非典事件之后，政府开始高度关注城乡基层医疗服务体系能力建设问题，但基层医疗服务机构整体能力至今仍差强人意；公立医院企业化运行方式和逐利行为备受诟病，长期积累的问题积重难返。城镇职工基本医疗保险、新型农村合作医疗、城镇居民基本医疗保险等基本医疗保障制度的建立，在减轻患者经济负担上发挥了非常积极的作用，但制度设立之初却都忽视或放松了对患者就医行为的限制，给患者更大的就医自由选择权还曾一度作为主要政策导向大加推广。

本轮医疗体制改革以来，在"保基本、强基层、建机制"等基本理念的指导下，基层医疗机构能力建设进一步强化，医保支付方式改革不断深化，医疗机构逐利行为有所转变。2015 年以来分级诊疗制度建设成为深化医改的重要抓手，国务院办公厅发布《关于推进分级诊疗制度建设的指导意见》，各地从医疗服务体系建设和医保制度完善两方面着手，积极探索建立分级诊疗体系。例如，在医疗服务体系建设方面，采取了鼓励不同医疗机构组建医联体、多种措施提升基层医疗服务机构能力、推行家庭医生签约服务制度、开展包括远程医疗在内的信息化建设等方式，促进了不同医疗机构间的分工协作；在医保制度完善方面，一方面通过支付方式改革进一步规范和约束医疗机构行为，另一方面积极探索通过差别化报销等方式引导和鼓励患者更多利用基层医疗服务。

在这些政策措施的综合作用下，城乡基层医疗服务机构的能力有所提升，不同级别医疗机构协作有所加强，公众和患者（特别是老年人、慢病患者、妇女儿童等重点人群）对基层医疗机构的认可度和利用率也有所提升。但目前改革仍主要以地方探索为主，受经济发展水平、医疗资源配置、管理能力、患者就医习惯等多种因素影响，有些地区以单项改革为主，有些地区采取了综合推进的措施，各地进展差别较大。总体而言，目前有部分地区已经积累了比较好的经验，但大多数地区仍未取得实质性突破。

医疗服务体系建设方面，尽管基层医疗机构硬件水平有较大提升，但由于全科医生培养、人员培训需要较长周期，基层医疗机构技术能力提升效果尚不明显，且受绩效工资、基本药物配备等政策影响，不少地区基层医务人员工作积极性和服务利用率还有所下降，距离发挥"守门人"功能仍有较大差距。公立医院改革积极推进，但企业化运行方式没有得到根本扭转，医疗机构功能定位不清、职能交叉重复、彼此间全面竞争的局面没有实质性改变。更为突出的问题是，各级公立医院都完成了新一轮的规模扩张，对基层人才、患者形成了"虹吸"效应，基层利用率甚至出现下降趋势，建立分级诊疗和双向转诊体系的难度仍然很大。

医疗保障制度建设方面，尽管基本医疗保障制度快速实现了全面覆盖，筹资规模大幅增加，保障水平不断提升，但医保管理能力和基金使用的宏观绩效仍亟待提升，对医疗机构行为有效约束和主动引导作用发挥不足，医疗机构的收入仍主要靠增加服务量，而不是靠降低医疗成本、提高服务质量。医保报销政策对患者就医行为的引导力度也不够，形式上基层医疗机构报销比例已经很高，但由于门诊统筹年度支付上限、起付线、封顶线等政策，患者仍需要较多自付，小病大治、门诊转住院、挂床等问题仍很普遍，患者越级就诊、跨区域就医、向大医院集中的趋势仍没有得到有效缓解。

从目前已有数据看，我国距离"分级诊疗"的基本格局仍有较大差距。主要体现在以下几方面。

1. 医院规模持续扩张

过去十多年里，除韩国外，多数经合组织国家大幅减少了医院床位数，有的国家降幅高达 30%[①]。但本轮医改以来我国公立医院床位数

---

① 世界银行、世界卫生组织、财政部、卫生计生委、人力资源社会保障部：《深化中国医药卫生体制改革:建设基于价值的优质服务提供体系》，2016 年。

却大规模增加，2015 年医院床位数比 2010 年增加 57.4%，三级医院床位增加幅度更是高于一、二级医院。世界银行、世界卫生组织等机构关于中国医改的联合报告指出：中国的住院率从 2003 年的 4.7% 迅速升至 2013 年的 14.1%，年均增长 11.5%；医院占中国卫生总支出的 54%，而经合组织的均值为 38%[①]。

2. 诊疗人次仍明显向大医院集中

近几年来，医院门诊量持续增长，且速度明显快于基层医疗机构。2010~2015 年医院的诊疗人次占总诊疗人次的比重由 34.9% 上升到 40%，相应地，基层医疗机构的占比则由 61.8% 下降到 56.4%；三级医院的诊疗人次占医院诊疗人次的比重由 37.3% 增加到 48.7%，增长了 11.4 个百分点。

3. 三级医院超负荷运转，基层医疗机构病床闲置率较高

三级医院"一床难求"，需要排长队的同时，社区卫生机构、乡镇卫生院却有近一半的病床闲置。尽管自 2012 年三级医院的病床利用率达到 104.5% 以来，逐年有所降低，但仍远远高于基层医疗机构。事实上，2012 年之后我国住院率仍在持续上升，出现大医院病床利用率下降趋势的真正原因，是此阶段大医院床位数的大规模增加，而不是基层利用率的提升。

（二）现行诊疗格局带来的后果及推行分级诊疗的迫切性

上述数据清晰地表明，我国医疗服务体系无论是从医疗资源配置上看，还是从患者流向上看，都是一个以大医院为中心、以疾病治疗

---

① 世界银行、世界卫生组织、财政部、卫生计生委、人力资源社会保障部：《深化中国医药卫生体制改革：建设基于价值的优质服务提供体系》，2016 年。

为中心的模式。医疗资源的配置和医疗流程的设计都没有真正做到以患者为中心，而是让患者跟着医生跑、围着医院转，体会不到医学应有的人文关怀，缺少获得感。这与国际上普遍推崇的以患者为中心的服务理念和以初级卫生保健服务为中心的分级诊疗格局都是背道而驰的。无序的诊疗格局造成一系列不良后果，主要体现在两方面。

一是高成本。当前我国医疗服务体系以大医院和治疗为中心，忽视健康管理和预防保健，这是国际公认的高成本医疗模式。同时，无序的诊疗格局造成各医疗机构普遍缺乏相对稳定的患者群，对工作量、收入等都缺乏稳定预期，只能通过各种方式盲目争抢患者，进一步加剧了无序竞争的态势，重复建设、盲目扩张问题依旧突出。医疗机构企业化运行的方式导致的大量过度服务、诱导需求，不但造成医疗资源的极大浪费，也给公众带来极大的健康损害，给政府、医保和居民个人都带来沉重经济负担。

世界银行等联合研究结果显示：若继续现有的服务提供模式，不进行改革，中国卫生总费用将由 2014 年占 GDP 的 5.6% 增长至 2035 占 GDP 的 9% 以上，分阶段预测的平均年增长率为 8.4%，且这些增长中超过 60% 都将来自于住院服务[1]。医疗费用的迅速增长给医保带来巨大压力，不少地区城镇职工基本医疗保险、城乡居民基本医疗保险已经出现亏空，今后可能面临更大的财务风险；居民个人和家庭也面临严重的经济负担，因病致贫、因病返贫问题仍非常突出。

二是低质量。无序的诊疗格局是对医疗服务连续性的极大破坏，严重损害医疗服务的质量。缺少社区首诊作为"守门人"，不同医疗机构间或相互竞争，或相互推诿。原本可以在基层医疗机构通过门诊解决的问题，可能由于能力问题，或积极性问题，或报销制度限制，或

[1] 世界银行、世界卫生组织、财政部、卫生计生委、人力资源社会保障部：《深化中国医药卫生体制改革：建设基于价值的优质服务提供体系》，2016。

患者预期等多种因素，被转入大医院治疗，甚至接受住院治疗。康复期患者由于医疗机构利益驱动，或是没有适宜的康复护理机构接收，只能滞留在医院继续接受不必要的治疗。类似这些患者没能在正确的地点获得正确的服务的情况非常普遍，过度用药、过度治疗、不必要的医学处置对患者造成的健康损害是难以估量的。同时，患者健康和诊疗相关的信息不能有效共享和系统归集，无论是患者本人还是各诊疗机构都难以获得关于患者健康和疾病状况的完整信息，不能给医生的诊断和治疗提供充足的信息，势必严重影响诊疗质量。

这种高成本、低质量的医疗服务模式是不可持续的。更应引起高度重视的问题是，当前我国面临严重的传染病和慢性病双重压力，受人口老龄化、城镇化、生活行为方式改变、医疗技术进步等多方面因素影响，今后相当长的时间内我国都将面临非常大的医疗费用增长压力；但同时，我国经济发展进入新常态，财政收入增速放缓，继续大幅增加医疗投入的空间非常有限。如果不能有效地控制医疗费用的快速上涨，将给整个经济社会发展带来极大挑战。要解决这一问题，必须尽快全面调整服务模式，建立强有力的初级卫生服务体系和有效的分级诊疗制度，提高整个医疗卫生体系的宏观绩效，尽可能缓解群众健康需求无限性和医疗资源有限性之间的矛盾，让患者都能在正确的时间获得正确的服务，切实提升患者的获得感。

三、抓住关键问题，稳步推进分级诊疗

（一）总体思路

分级诊疗制度本质上是不同级别医疗机构在合理分工的基础上各

司其职、相互协作，确保所有患者能够在适宜的时间、适宜的地点获得适宜的服务。分级诊疗是一个设定的理想状态，需要医疗服务体系和医疗保障制度同时发挥作用。在两者之中，布局合理、分工明确又能相互有效协作的医疗服务体系是更重要的基础。医保很重要，但不是"万能"的。在现有医疗资源配置格局下，单纯依靠医保支付方式改革"倒逼"服务体系分级，靠拉大报销差距限制患者到大医院就诊，对于最终实现分级诊疗的格局作用可能非常有限。

要实现分级诊疗，需要从服务体系和医疗保障制度两端同时发力。一方面需要深化现有医疗服务体系改革，建立面向全人群、覆盖全生命周期的连续的健康服务体系，进一步明确不同级别医疗机构的功能定位，通过多种方式促进不同医疗机构间的有效协作。另一方面要进一步完善医疗保障制度，对供需双方形成有效的激励和约束机制，鼓励医疗机构各司其职、分工协作，引导患者合理利用基层服务，形成规范有序的诊疗秩序。同时，也应当加强患者和公众教育，形成理性健康观和就医观，助力形成良好的分级诊疗格局。

（二）关键领域

1. 重构我国医疗卫生服务体系，加快形成以初级医疗保健服务为基础的、衔接良好的体系

布局合理、功能完善、分工明确、能力适当、高效协作的医疗卫生服务体系是分级诊疗制度的基础架构，是当前建立分级诊疗制度最重要的着力点。近期目标是继续稳步提高基层医疗机构能力，限制医院的盲目扩张。长远目标是建立以基层医疗机构为主导的诊疗服务体系。

基本思路是：一方面继续增强基层医疗机构诊疗能力，立足现实

状况、转变服务模式，尽快让基层医疗服务体系进入良性发展状态；另一方面尽快对医院的诊疗行为进行直接限制，采取综合措施对医院不必要的服务进行分流；同时建立利益共享机制，促进基层医疗机构与医院开展协作。以前的改革对"强基层"关注较多，对"限制医院"做得不够。对医院行为进行限制，既可以为基层医疗机构发展留出空间，也可以引导医院关注更有价值的服务，并鼓励医院加强与基层医疗机构的合作。

第一，短期举措和长期规划相结合，促进建立高质量的基层卫生服务体系。强大的基层卫生服务体系是支撑分级诊疗的关键。我国基层卫生服务体系的人才、技术等基础条件薄弱是事实，但是在当前的机制下，基层的潜力并没有完全释放出来，特别是近几年的政策反而抑制了这种潜力。因此，立足基层现有能力，放活基层医疗卫生机构、增强人员激励是当务之急，与此同时，应持之以恒实施长期能力提升规划，稳步提升基层人力水平，促进建立高质量的基层卫生服务体系。

一是通过改革服务定价、提高支付水平、放活分配机制等措施调动基层医疗机构和医务人员的积极性。在保障政府投入的基础上，通过改革服务定价、提高支付水平，使基层机构从提供服务中获得合理、稳定的收入，才有可能提供有吸引力的薪酬待遇，留住和吸引人才，形成良性循环。积极探索建立为健康结果付费的机制，整合公共卫生投入和医保投入，实施按人头付费为主的支付方式，提高支付标准，并对健康管理、控费、转诊率控制做得好的基层机构和人员实施经济激励。同时，放活分配机制，鼓励优劳多得，调动基层医务人员的积极性，鼓励基层机构提供服务，防止将病人推向大医院。这在我国基层机构人员素质差异很大的情况下，尤为必要。

二是继续稳步提高基层能力。继续通过医学院校培养、转岗培训等多种方式加快全科医生培养，并加强包括社区护士、药剂师、公共卫生人员、康复护理人员等在内的全科医生团队建设，为基层卫生人才提供更好的职业发展空间。继续通过对口支援、组建医联体、开展远程医疗和远程医学教育等方式提升基层医疗机构服务能力。鼓励医院专科医生全职或兼职在社区开办诊所或联合诊所，弥补基层医疗资源的不足问题。规范和引导第三方临床检验检测中心建设，助力提升基层医疗机构检验检测能力。

三是全面推进家庭医生签约服务，立足基层医疗机构现有能力提供适宜服务，尽快使基层医疗机构发展进入良性循环。基层医疗机构服务能力弱是客观事实，软件性能的提升需要较长的过程，在当前状况下，应当立足基层现有服务能力，找准目标定位，转变服务模式。如通过落实签约服务、加强慢病管理和妇幼保健服务、强化健康宣教等，与社区居民建立稳定、连续的服务关系，逐步树立群众对基层医疗机构服务的信心，使基层医疗机构的发展尽快走上良性循环轨道。

第二，明确功能定位，加快公立医院改革。医院的无序扩张既是诊疗格局不合理的结果，也是造成并加剧无序诊疗的原因。当前确实存在大医院人满为患，门诊、病房不够用的情况。对此，医院甚至主管部门最直接的反应就是扩大医院规模，新建、扩建医院，招聘更多医务人员。医院规模扩张后，为了维持基本运营，势必要诊治更多的病人，病人增加又引发医院新一轮的扩张，最终结果必然是医院越建越大。与医院扩张相伴生的是基层医疗机构的萎缩，医务人员流失、病源流失，基层医疗机构进一步萎缩。

要打破这一循环，单靠强基层是远远不够的，必须对医院的这种扩张态势进行直接限制。可考虑的措施包括：一是明确大医院功能定位，与基层机构错位发展。在继续深化公立医院筹资、激励和支付方式等改革，破除医院逐利机制的基础上，通过强化区域卫生规划、严格限制医院负债等方式，限制大医院规模的进一步扩张，控制单体规模，并切实抓好监管落实。二是调整不同级别医疗机构服务定价，同类医疗服务在不同级别医疗机构采取同样的收费标准，且收费标准的制定要以能够补偿基层医疗机构服务成本作为参照，逐步让高成本的大医院从事常见病、多发病诊疗"无利可图"，引导医院逐步放弃基本疾病的诊疗。三是尝试通过制定门诊服务标准时长等方式，直接限制大医院门诊数量，进一步引导医院逐步放弃"利润"低的常规诊疗项目，转而关注技术含量更高的疑难杂症的诊疗。

第三，建立覆盖全生命周期的完整连续的服务体系。国际上，在主要提供住院的医院服务和主要提供门诊服务的社区医疗机构之间，存在大量以手术后康复、长期护理、临终关怀等服务为主的机构，很好地满足了急性期住院病人出院后的照料问题。然而在我国当前的健康服务体系中，此类康复护理机构是严重短板。医院病房或 ICU 中很多长期压床病人无法转出的根本原因是没有适宜的接收机构。应当鼓励把现有部分一、二级医院改造为康复、护理机构，同时加大康复、护理专业人员的培养力度，并将康复、护理服务全面纳入医保报销范围，减轻对医院的过度依赖。

第四，鼓励不同级别、不同类型医疗机构间密切合作。在促进不同医疗机构合作方面，国际上有两种模式可供借鉴。一种是美国责任医疗组织（Accountable Care Organization，ACO），基本理念是在基层医疗机构与医院间建立类似的费用联动机制，结余费用可直接用于奖励医疗机构特别是基层医疗机构。另一种是类似英国的临床服务购买组织（Clinical Commissioner Groups，CCG），让全科医生和基层医疗机构承担医疗资金配置的职能。

结合我国实际，可考虑两种思路。一种是鼓励不同层级医疗机构建立包括医联体在内的多种形式的分工协作机制，同时对医联体实施整体打包付费，建立基层机构和大医院的利益共享机制，让医联体内化成本、合理配置资源，将病人尽可能留在基层医疗机构诊治。第二种思路是探索让基层机构成为医保基金持有人，调动基层机构积极性并对大医院形成约束，对健康管理做得好、医疗费用控制得好的基层医疗机构，给以大幅度奖励，切实提高其积极性。同时通过医保支付方式改革、价格调整等激励医院关注技术含量更高的服务，将康复护理、基本医疗服务向外转移。

此外，要充分借鉴国际经验，总结我国各地实践，加快临床指南、临床路径、转诊标准等基础性规范的修订和完善，为分级转诊和规范诊疗提供技术支持。

第五，充分利用现代信息技术，实现健康信息互联互通。现代信息技术能够为分级诊疗体系的建设提供很好的信息支撑。一是要加快实现基层医疗卫生机构与二、三级医院患者健康档案和电子病历的互联互通，尽快建立以患者为中心的、不同机构间能够实时有效共享的、连续性的健康信息系统，为高效的转诊建立信息基础。二是要通过制订服务收费、费用报销等政策支持开展远程医疗，减少病人上转，并通过远程指导、培训等重点增强县级医院和中西部医院的技术能力。三是支持基层机构引进利用新的信息技术手段，如利用可穿戴设备、移动设备、健康管理 App 等提供实时的健康监测和慢病管理服务，以扩大服务人群、促进提供更具连续性的服务。

2. 完善医疗保障制度，通过机制调整助力形成分级诊疗格局

医疗保障制度的作用在于对供方、需方的行为进行约束和引导，助推形成分级诊疗格局。过去改革主要包括两方面，一是通过改革支付方式引导医院行为，二是通过经济手段引导患者流向，但两方面成效都不显著。支付方式改革，仍然是以项目为主的付费方式，医疗机构收入依然靠"走量"。未来方向应该是着重于引导医疗机构重"质"

轻"量"，靠提高诊疗技术含金量来获利。在引导患者流向方面，受不同层级医疗机构能力差异明显、门诊统筹年度支付上限普遍较低、群众收入水平提高等因素影响，单纯调整基层医疗机构报销比例的做法成效不明显，且今后进一步提升的空间有限。因此，改革的基本思路是进一步完善医保相关制度，提高精细化管理能力，对供需双方实行有效的激励和约束。

第一，完善医保制度设计，切实贯彻"保基本"理念。医保体系中很多制度是出于"保大病"目的设计的，这与整个医药卫生体制改革"保基本"的理念是相违背的。应尽快完善医保制度设计，如取消门诊统筹年度支付限额，鼓励患者多利用门诊服务，少利用住院服务，减少"小病大治"的动力。同时，应尽快取消医保支付上限，转而采取个人自付封顶的模式，即个人年度医疗费用达到一定额度的上限后不再自付任何费用，剩余部分由医保全额负担。在实施门诊统筹的同时，对大医院开展基层机构能提供的相关服务逐步降低报销比例，直至全面自付。

第二，完善医保支付方式，通过利益机制规范机构行为。针对不同级别医疗机构制定差别化的支付方式，引导不同级别医疗机构专注不同领域，形成错位发展，并促进其相互合作。对基层医疗机构探索总额预付、按人头付费，引导其关注预防和健康管理、提供连续性服务，同时探索建立基层医疗机构作为医保基金持有人的制度。对二、三级医院探索总额控制基础上的诊断相关组付费（DRGs），引导大型医疗机构向"专科化"方向发展。"专科化"并不是要求综合医院向专科医院方向发展，而是引导医院各学科向专业化方向发展，专注疑难杂症和急危重症，引导康复期病人向下转诊。创新医疗保险经费支付模式，探索通过管理式医疗模式促进医疗机构、特别是不同级别医疗机构之间分工协作。

第三，大幅提升甚至取消门诊报销年度限额，完善差别化报销政策，引导患者合理诊疗。当前基层医疗机构报销比例已经不低，在门诊报销限额范围内，进一步提高基层医疗机构报销比例的空间已经非常有限。下一步，应当大幅提高甚至取消年度报销限额，特别是门诊报销限额，引导患者更多利用门诊，减少住院，真正降低个人利用基层的实际支出。此外，在稳步提升基层医疗机构能力的基础上，结合家庭医生签约服务等制度，逐步将社区首诊、双向转诊固定下来，使基层医疗机构"守门人"角色制度化。

3. 强化健康教育，培育理性健康观和治疗观

分级诊疗格局归根结底是患者就医选择的最终结果，因此患者的主观能动性是形成合理诊疗秩序的基础条件。当前，受多方面因素影响，患者缺乏对分级诊疗制度的理性认知和充分信任，缺少实行分级就诊的足够动力。主要体现在三方面。

一是对自身健康期望很高。居民、特别是城市居民收入大幅提高，对自身健康的关注、对医疗服务的期望都显著提升。加之医疗机构和医生的不当引导，患者过度消费医疗服务的现象非常普遍，小病大治，"迷信"高精尖服务和高价药品；对死亡缺乏理性认知，为延缓死亡不惜付出任何代价，造成医疗资源的极大浪费。例如，国外的重症监护病房（ICU）收住的大都是预后较好、有抢救价值的病人，而国内的重症监护病房很多都是被临终病人长期占用。二是对基层医疗机构不信任。尽管近年来基层医疗机构能力有大幅提升，但与医院相比仍有较大差距，让公众和患者完全信赖基层医疗机构确实还需要经历一个过程。三是收入水平大幅提升造成差异化报销手段不能起到足够的激励作用。

要充分利用公共媒体、特别是新媒体渠道加强公众教育，建立专

业化的健康教育队伍，建设专业化的健康教育网站，全面提高公众健康素养。

一是要全面普及健康信息。要让公众明白影响健康的因素包括饮食、运动、环境等多方面，医疗只能解决其中一部分问题，调整生活行为方式、培养良好的健康习惯、加强对自身的健康管理至关重要，引导公众更多关注疾病预防和健康管理，减少或避免不必要的诊疗。

二是要加强生命教育，树立理性的生命观。一方面要让患者及家属认识到有些疾病可以不治而愈，有些需要适度的医疗干预，有些则是目前医疗技术条件下"无药可救"的，引导患者及其家属顺应自然规律，较少过度医疗。另一方面，也要严厉打击虚假药品和医疗广告，加强正面宣传引导，提高公众对疾病规律、诊疗技术手段等的认知，培养理性的就医和诊疗理念，降低不合理的预期。同时，也应当完善相关激励机制和考核标准，鼓励医务人员对患者加强专业化的健康教育。

（三）完善分级诊疗制度推进方式

对于分级诊疗，国家进行了积极鼓励和提倡，出台了国家层面的原则性指导意见，但总体上缺乏具体的政策措施，目前主要还是以地方为主进行探索。整体上看，分级诊疗的推进力度仍然非常不足，仍处于探索阶段。下一步改革应重点关注以下几个问题。

1. 注意循序渐进的原则

基层医疗机构能力弱是制约分级诊疗制度发展的瓶颈，能力的提升是一个长期的过程，不能一蹴而就。但同时，也不能以基层机构能力太弱为理由止步不前。事实上，只要建立有效的激励机制调动基层医疗机构积极性，同时通过签约服务、对口支援等方式逐步让基层机构与患者建立稳定、信任的关系，可以推动基层医疗机构发展进入良性循环。

2. 要坚持"三医联动"的改革原则

地方经验表明，坚持综合改革对推进分级诊疗至关重要。调整完善医疗服务体系和医疗保障制度的同时，应当高度重视基层医疗机构药品配备、医疗机构合理用药监管、公众和患者合理用药教育引导等药品领域的改革。有地方经验表明，允许基层医疗机构配备与大医院相同的慢性病常用药的政策，有效减少了大医院排队开药的问题。此外，应改革医学教育制度，尽可能促进医学人才培养的均质化。

3. 以患者利益为中心，也要合理界定行为边界

享受公共服务就要接受相关的规定限制是国际通行做法。考虑我国的基本国情，在资源有限和需求无限的前提下，在尽可能满足患者需求的同时，也要对患者的行为和预期进行合理引导，对不合理行为予以限制。

葛延风　张佳慧　执笔

分报告一

我国分级诊疗演变历程回顾

推行分级诊疗，实现就医格局的逐步优化，对于提高医疗卫生服务的可及性和改善医疗卫生事业的宏观绩效至关重要。新中国成立以来，我国的医疗卫生服务体系和医疗保障制度发生了较大的变革，政府部门关于就医管理的理念也经历了反复，诊疗格局也随之发生着变化。

第一阶段：需求抑制下较为严格的分级诊疗（1949 年至 20 世纪 70 年代末）

这一阶段，政府对医疗卫生服务机构实行严格的计划管理，医疗保障制度对于就诊转诊也有明确规定，加之当时居民的收入水平较低，医疗服务需求受到抑制，事实上形成了较为有序的分级诊疗格局。

（一）在医疗卫生服务体系建设方面，针对医疗卫生服务供给不足的问题，通过改造和新建机构等方式逐步建立起覆盖城乡的医疗卫生服务体系，医疗卫生服务的可及性得到较大提升；同时，在大中城市实施划区分级分工医疗服务，引导服务体系布局和患者就医

1. 通过改造和新建机构等方式逐步建立起覆盖城乡的医疗卫生服务体系

新中国成立初期，我国的医疗卫生服务供给严重不足且分布不均衡，农村地区的缺医少药问题极为突出。1949 年，全国只有 3670 家医疗卫生机构，其中医院、卫生院 2600 家，并主要集中在大城市和沿海地区。在多数农村地区，几乎没有正规医疗机构，只有技术水平普遍较低的民间个体医生。为了改变这种状况，政府高度重视医疗卫生服务体系的建设，在对旧政权遗留下来的医疗机构进行整顿改造的同时，有计划地新建城乡各级医疗卫生服务机构；同时，注重完善布局，按照"将医疗卫生工作的重点放到农村去"的要求，将整个医疗服务体系建设的重点逐步向农村倾斜。通过持续努力，在城市地区，形成了专业公共卫生机构、不同层级政府所属的公立医院、企业医院以及街道门诊部（所）组成的多层次医疗卫生服务体系；在农村地区，形成了由县医院及其他县级卫生机构、乡（公社）卫生院和村（大队）卫生室三级组成的农村医疗卫生网。到 1978 年，我国医院、卫生院数量达到 64400 余家，是 1949 年的近 20 倍，全国卫生技术人员数量达到 246.4 万人，床位数 204.2 万张，平均每千人口拥有医生 1.07 人，拥有病床 1.93 张。较之 1949 年，人均拥有医生数量翻了一番，人均病床数增长了 12.8 倍。

2. 政府对医疗卫生机构实施严格的计划管理，医疗机构没有营利动机

在医疗服务可及性得到较大提升的同时，政府对医疗卫生服务机构的布局、规模、职能定位、财务、分配、服务价格、业务活动内容和方式等实施严格计划管理。医疗卫生机构的人员工资、基础设施以及医疗设备投入主要来自政府和各经济集体，医疗卫生服务收入与机构和从业人员个人经济利益之间没有联系，因此，医疗卫生机构没有营利动机。

3. 在大中城市实施划区分级分工医疗服务，引导服务体系布局和患者就医

从 1956 年开始，借鉴苏联的地段医疗服务制，国家在大、中城市推行划区分级分工医疗服务（简称"划区医疗"）。主要做法是把各级医疗机构组成医疗预防网，实行划区分级，分工包干，逐级进行业务技术指导。医疗机构有一定范围的服务对象，职工、居民根据就近原则接受服务。这种做法与当前的医联体建设有相似之处，但实际上是更进一步，大致划分了医疗机构的服务范围。

（二）医疗保障制度有了长足的发展，逐步建立起了覆盖城乡大多数人群的医疗保障体系，并对就诊转诊有着严格的规定

在城镇地区，从 20 世纪 50 年代初期开始，逐步建立起了覆盖企业职工和退休人员及其家属的劳动保险医疗制度（简称"劳保医疗"）和覆盖机关、事业单位工作人员的公费医疗制度及其家属的医疗费用补助或统筹制度（简称"公费医疗"）。到 20 世纪 70 年代末，约 70%左右的城镇居民享受劳保医疗和公费医疗。在农村地区，从 20 世纪 60

年代中期开始逐步实行农村合作医疗制度，覆盖率在 1975 年曾达到过全国行政村（生产大队）的 84.6%，70 年代末甚至达到过 90% 以上。大多数群体进入到了医疗保障体系中，发生疾病风险时可以得到不同程度的费用保障。这几种医疗保障制度都对就诊转诊有着较为严格的规定。

1. 劳保医疗和公费医疗实施指定医疗，都有着严格的就诊转诊规定

首诊通常在单位的医务室（医院）或其他基层公立机构，经批准才能转向高层级医疗机构，患者基本无法越级就诊，首诊和转诊都有指定机构，且指定的机构一般都分别只有 1~2 家，双方建立医疗合同关系。公费医疗方面，1952 年，由政务院批准卫生部发布的《国家工作人员公费医疗预防实施办法》规定，"各地卫生行政机关公费医疗预防处（科），对当地应享受公费医疗预防待遇之人员须发给公费诊疗证，俾得凭证至指定之医院或门诊部诊疗"；1978 年 8 月，《财政部、卫生部关于整顿和加强公费医疗管理工作的通知》（财事字〔1978〕156 号）规定，"转诊转院要严格执行国务院批转卫生部、财政部的有关规定，凡未经批准而转诊转院的，一切费用由个人自理，不得报销。"在劳保医疗方面，1951 年《中华人民共和国劳动保险条例》规定，"工人与职员疾病或非因工负伤，应在该企业医疗所、医院或特约医院医治，如该企业医疗所、医院或特约医院无法医治时，应由该企业行政方面或资方转送其他医院医治""其治疗费、住院费及普通药费，均由企业行政方面或资方负担；贵重药费、就医路费及住院时的膳费由本人自理。"因此，城镇职工及家属一般首先在所属基层医疗机构就诊，必要时医师根据病情开出转诊单，将病人转到指定的高一级医疗机构治疗。实施划区医疗服务后，对距离较远的医疗合同关系，

也按照就近原则进行了一定调整。

2. 参加合作医疗的农民基本只在村（大队）卫生室和乡（公社）卫生院两级基层机构就诊

在农村地区，实行合作医疗之前，在国家补贴医疗机构、严格控制医疗服务和药品价格的体制下，农民享受的是低廉的自费医疗方式。在合作医疗实施后，合作医疗主要是以公社为组织单位，由公社卫生院组织本公社所辖大队举办，并由公社卫生院进行管理，费用补偿机制在各个时期和各地差异较大。在卫生室看病，收费少的地方（时候）只需交挂号费或少量诊费，治疗费和药费全免，具有福利性质；收费多的地方（时候）除了诊费外，还需交一定比例的药费。并且由于筹资水平较低，合作医疗报销补偿主要是针对乡（公社）、村（大队）两级医疗机构。农民首先必须到村（大队）卫生室看病，若村（大队）卫生室医疗技术上无法处理，则转向乡（公社）卫生院。由于当时合作医疗的筹资水平很低，只对发生在乡、村两级机构的医疗费用予以补偿，到县及以上医院就诊基本自费。另外，当时绝大多数农村居民收入很低，交通也很不便，一般也没有去城市医院就诊的意愿。因此，绝大多数农村人口实际上主要在农村基层卫生机构接受诊疗，形成了低收入和低保障水平下只包含村（大队）卫生室和乡（公社）卫生院两个基层机构层级的特殊分级诊疗模式。

3. 城市自费医疗的居民就诊也受引导管理，尽量就近就医

当时城市没有被劳保医疗和公费医疗覆盖的居民，在实施划区医疗之前，长期自由就诊。实施划区医疗后，政府采取了积极提倡就近就医与允许群众自由选择就医相结合的办法，不强制就近就医，但积极引导与管理。

计划经济时期能够形成较为良好的分级诊疗有多个原因，但正确的理念是第一位的。当时政府认为医疗服务体系是需要规划和统筹安排医疗力量的，医疗服务机构应有一定的服务范围，群众就医应接受管理，尽量就近就医。在正确认识的基础上，从医疗服务体系建设和医疗保障制度管理方面采取了多种措施予以引导和约束。当然，当时居民收入水平低下，医疗服务支付能力低，医疗服务需求受到抑制，这是分级诊疗相对容易组织的客观条件。同时，当时的分级诊疗制度也存在一些缺陷，如劳保医疗和公费医疗的合同医疗机构一旦确定后，长期不变，没有给职工留出一定的选择空间。

第二阶段：在需求释放和保障政策变化下逐步走向自由就诊（20 世纪 80 年代初至 2003 年）

这一阶段，医疗卫生服务机构转为企业化运行模式，追求经济利益目标，相互间处于全面竞争关系，致使大医院越办越大，基层机构功能全面弱化；原有医疗保障制度解体或弱化，多数人群转为自费医疗、自由就诊。即使职工基本医保建立后，对就诊管理也较为宽松，居民就医较为自由；加之居民收入水平不断提高，首诊直接去大医院开始逐渐增多。

（一）医疗保障方面，农村合作医疗瓦解，劳保医疗和公费医疗陷入困境；1998 年开始，基于社会统筹的城镇职工基本医保开始逐步建立，但就诊管理较为宽松，甚至在一定程度上鼓励自由就诊

在农村地区，1982 年以后，随着农村经济体制改革全面转向家

庭联产承包责任制，依托集体经济的传统农村合作医疗迅速萎缩，绝大多数农民变为自费医疗。根据 1985 年全国农村卫生服务调查显示，全国实行合作医疗的行政村比例由过去的 90% 以上猛降到 5%。根据 2003 年全国第三次卫生服务调查显示，79.1% 的农民没有任何医疗保障。相应地，也就很难实施就诊转诊管理。

在城市地区，20 世纪 80 年代中期城市经济体制改革后，企业自负盈亏，经营状况不好的企业劳保医疗名存实亡；同时，公费医疗随着不同层级政府间财政关系调整后，部分欠发达地区公费医疗面临无力支付的挑战，保障的人员范围和标准都逐步降低。当时，尽管部分劳保医疗和公费医疗政策执行较好的单位，对于就诊还有一定的管控，但也逐步放松。

鉴于城镇职工医保面临的困境和推动国有企业改革的需要，20 世纪 90 年代中后期，启动了基于社会统筹的城镇职工基本医疗保险制度建设。1998 年，国务院颁布了《关于建立城镇职工基本医疗保险制度的决定》（国发〔1998〕44 号），规定城镇所有用人单位都要参加基本医疗保险，所有职工享受统一的制度和管理、用人单位和职工共同缴纳基本医疗保险费、建立基本医疗保险统筹基金和个人账户。

新的城镇职工医保对就诊的管控也较为宽松，患者有较大的就医选择权。《关于建立城镇职工基本医疗保险制度的决定》明确要求，"在确定定点医疗机构和定点药店时，要引进竞争机制，职工可选择若干定点医疗机构就医、购药，也可持处方在若干定点药店购药。"同时，城镇职工医保没有强制的基层首诊制度，当时基层医疗卫生体系全面弱化，首诊的可及性明显降低，并且随着收入水平的提高，病人更愿意选择直接到大医院就诊。

同时，这一时期，在政策上还鼓励病人选择医生。2000 年 7 月原卫生部、国家中医药管理局印发《关于实行病人选择医生促进医疗机构内部改革的意见》，明确提出城镇医疗机构引进竞争机制，实行"病人选择医生"改革，希望通过病人选医生，促进医生与医生之间的竞争，改变医患关系，实现由"以医生（医院）为中心"到"以病人为中心"的转变，从而带动医院内部各项改革。

从实践结果来看，病人可以自己选择不同医院和医生就诊，在促进医务人员提高技术和工作效率方面起到了一定的作用，但病人自由选择医院、医生，一般都愿意选大医院、高职称医生，这实际上在很多情况下是资源浪费，这就加剧了病人涌向大医院就诊，严重影响到合理诊疗格局的形成。

（二）医疗卫生服务体系建设方面，政府对医疗卫生机构投入逐渐减少，医疗机构全面走向企业化运营，彼此之间变为全面竞争状态。这一时期，医疗服务体系的总规模快速扩张，但区域和层级布局不合理的问题也日渐突出

这一阶段，政府对医疗卫生服务机构的投入逐渐减少，简单借鉴经济领域和企业改革做法，对公立医疗机构实施放权搞活，扩大医疗机构在开展业务、支配盈余等方面的自主权，鼓励医疗机构创收，层层承包甚至私有化（卖医院或股份制）。1981 年，卫生部下发了《医院经济管理暂行办法》和《关于加强卫生机构经济管理的意见》，对各级医院提出增收节支的要求，并将已经实行了 30 年的"全额管理、差额补助"的医院财务管理办法改为"全额管理、定额补助、结余留用"的新办法。1985 年，卫生部提出："必须进行改革，放宽政策，简政放权，多方集资，开阔发展卫生事业的路子，把卫生工作搞好"，全面开展县及县以上城市卫生机构的改革。医疗卫生服务机构逐步采取了企业化的运行模式，面向市场，自我发展，医务人员的收入福利开始与医院收入挂钩，医疗服务机构普遍从追求公益性目标转向追求经济目标，趋利动机逐步强化，机构之间变为全面竞争关系。

同时，80年代以来，政府开始允许、鼓励个体行医以及社会办医。1980年卫生部《关于允许个体开业行医问题的请示报告》得到国务院批准，打破了长期限制、禁止个体行医的政策规定，承认城乡个体开业行医的合法性。在此政策的鼓励下，城乡个体医疗机构迅速发展起来。到1985年，全国新成长的个体行医者数量达到11.7万人。在80年代乃至90年代初期，私立医疗机构的发展主要还是集中在初级卫生领域，所出现的私立机构绝大多数都是各种小的诊所。90年代中期以来，由于民间经济力量的不断壮大及政策环境条件的变化，社会力量开始进入专业医疗服务领域，一些规模较大、技术服务水平较高的民营医院开始出现[1]。

总体来看，这一阶段的医疗卫生服务体系规模得到了快速扩张。据统计，到2002年底，全国共有医疗机构30.6万家，专业医疗技术人员427万人，病床数313.6万张，与改革初期的1978年相比，分别增长了80.0%、73.5%和53.6%。全国每千人口医生数由1978年的1.07人上升到2002年的1.47人，每千人口医院和卫生院的床位数由1978年的1.93张上升到2002年的2.32张[2]。

与此同时，医疗服务体系布局不合理的问题日渐突出，医疗服务的可及性受到显著影响。一方面，城乡差距迅速扩大。1982年到2001年，城镇医院床位数从83.2万张增加到195.9万张，涨幅为135.3%；农村医院床位则从122.1万张下降到101.7万张，降幅为16.7%[3]。经济发达地区与落后地区的差异也在不断扩大。另一方面，在竞争带来

---

① 葛延风、贡森等：《中国医改：问题·根源·出路》，中国发展出版社2007年版，第150页。

② 同上书。

③ 同上，第158页。

的优胜劣汰的引导下，大的公立医院由于技术水平较高，在竞争中处于有利地位，越办越大，技术水平、设备条件等得到了迅速提升。而基层公立医疗机构由于能力不足，在竞争中处于不利地位，随着政府投入的减少，开始全面萎缩。例如，在农村，原来的村级卫生室失去农村集体经济支持后，大多转为私人经营；据统计，1982 年，乡卫生院减少了 16%，卫生院床位减少了 38%，卫生院人数减少了 15%。据1988 年统计，村或群众集体办的村医疗点占 35.7%，个体办的村医疗点占 45.8%，乡村医生或卫生员联合办的村医疗点占 9.8%，即 55.6%是属于非稳定型的个体经营村医疗点，削弱了合作医疗提供医疗卫生服务的组织基础。部分企业医务室（医院）受企业经营状况的影响，或关闭，或剥离。

（三）城乡居民收入水平增长较快，医疗需求逐步释放

随着改革开放不断推进，特别是进入 20 世纪 90 年代以后，城乡居民收入水平得到了较快增长，如图 1 所示，1978 年我国的城镇居民家庭人均可支配收入仅为 343.40 元，农村居民家庭人均纯收入为 133.60 元，2003 年城镇居民家庭人均可支配收入达到 8472.20元，农村居民家庭人均纯收入为 2622.20 元，分别为 1978 年的24.67 倍和 19.63 倍。伴随着收入快速增长带来的支付能力的增强，过去因为收入水平较低被压抑的医疗需求开始逐步释放，同时寻求更高质量的服务。

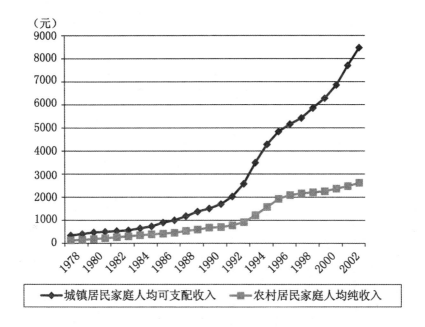

图1 1978~2003年我国城乡收入变化情况

资料来源：WIND 数据库。

从就诊格局上看，受前面提到的医疗卫生服务体系建设、医保制度变化以及需求释放等因素的影响，这一时期，与前一阶段患者主要在基层就诊有着很大的不同，患者直接去大医院就诊的比例大幅提高。根据2003年全国第三次卫生服务调查显示，城市地区患者在区及以上医院就诊的比例为55.1%，大中城市73%的患者在高级别（省、市、区）的医院就诊。农村地区，39.4%的患者在乡镇卫生院及以上医疗机构。

第三阶段：试图建立分级诊疗体系，但总体上没有大的改变（2003~2015 年）

这一阶段，为了改变集中向大医院就诊的格局，有关部门在政策文件中开始强调分级诊疗，在理念上发生了一些转变，但并没有将分级诊疗作为明确的目标任务，缺乏明确有效的措施，总体上仍处于概念阶段。一些地方做了一些探索，但力度不足，效果十分有限。在医疗服务体系建设方面，医院追求经济利益的目标没有改变，大医院越办越大，虹吸效应明显，而基层机构的服务能力没有真正强起来。医保制度不断健全，但对于患者就医的管理较为宽松，调控功能发挥不足，并且居民收入进一步快速提升，使得患者集中向大医院就诊的格局反而更加严重。

（一）医疗保障制度不断健全，逐步实现全覆盖，且筹资水平不断提升，但医保在患者就医管理方面仍然较为宽松，没有强制的基层首诊制度，医保支付方式与报销制度不完善，使得医保在促进分级诊疗方面作用仍然十分有限

相比前一阶段，医疗保障制度逐步得到完善。一是从制度建设来看，逐步建立起了三项医保制度。自城镇职工医疗保障制度建立之后，2003 年国务院办公厅转发卫生部等部门《关于建立新型农村合作医疗制度意见》（国办发〔2003〕3 号），开始了新型农村合作医疗制度的试点工作，2007 年国务院正式发布《关于开展城镇居民基本医疗保险试点的指导意见》（国发〔2007〕20 号）决定，从 2007 年起开展城镇居民基本医疗保险试点。二是从参保人数来看，截至 2015 年底，全国参加新型合作医疗人数为 6.7 亿人，参合率为 98.8%。城市地区，城镇职

工基本医保和城镇居民基本医保的参保人数都呈现快速增长（见图 2），截至 2015 年底，参加城镇职工基本医保人数为 28893.12 万人，参加城镇居民基本医保人数为 37688.53 万人。总体来看，到 2015 年，城镇职工、城镇居民基本医保和新型农村合作医疗三项基本医保参保（合）人数达到 13.3 亿以上，参保（合）率保持在 95% 以上。三是从筹资水平来看，如图 3 所示，城镇基本医疗保险基金总收入得到了快速增长，2015 年基金总收入达到 11192.91 亿元。新型农村合作医疗的筹资水平也得到了快速提升，2015 年度新农合筹资总额为 3286.6 亿元，人均筹资 490.3 元，是 2005 年的 11.65 倍（见图 4）。

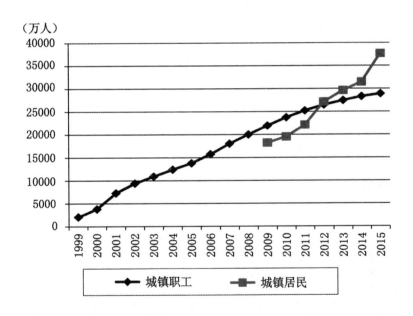

图 2　我国城镇基本医疗保险参保人数

资料来源：WIND 数据库。

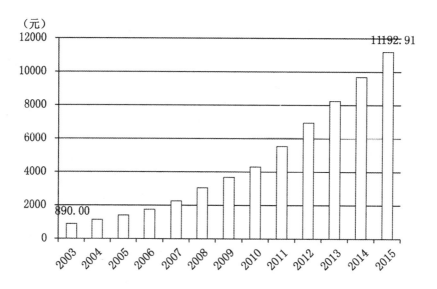

图3　城镇基本医疗保险基金总收入

资料来源：WIND 数据库。

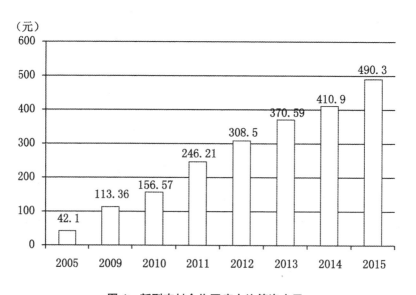

图4　新型农村合作医疗人均筹资水平

资料来源：《中国卫生和计划生育统计年鉴》及《卫生和计划生育事业发展统计公报》。

　　不过医保制度在促进分级诊疗方面的作用仍然十分有限。一是在患者就医管理方面仍然较为宽松，都没有强制的基层首诊制度，医院选择范围很大。在城市地区，城镇职工基本医疗保险允许职工自由选择若干定点医疗机构就医、定点药店购药，城镇居民基本医疗保险参照前者制定，同样给予个人较大的选择权。每个参保者可以选择 2~3 家医院，生病时就近就医。很多地区甚至规定，患者可以直接去区域内任何一家定点医院就医。在农村，缺乏村卫生室或乡镇卫生院首诊等规定，报销额度较低，真正有需要的患者实际上是仍以自费为主，而且有些地方规定村卫生室不是定点不能报销，因此农村居民较少利用基层服务。

　　二是医保通过经济杠杆作用引导患者利用基层服务的作用非常不足。新农合与城镇居民医保人均筹资水平仍然较低，个人自付水平依然较高，再加上起付线、封顶线等规定，即使规定在不同等级医疗机构就诊享受不同的报销比例，由于实际报销额度很低，加之在医疗机构间医疗水平差距较大，医保的调控作用更是有限。

　　三是在目前的医保支付制度下，双向转诊难以得到很好的执行，上级医院转下级医院较少。双向转诊是推进分级诊疗制度的重要内容，理想的情况应该是，在病人遇到基层医疗卫生机构无法处理的如疑难杂症等，可以转到更高级医院，对于在大医院的病人在治疗稳定后，可以转到基层机构进行后继康复治疗，既可以节约费用，也可以解决大医院人满为患的情况。在目前的医保支付制度下，对于病源的抢夺仍是盈利的重要保证。在经济利益驱使下，目前在转诊过程中，主要是由下级（社区）医疗机构向上级医院转诊，上级医院向下级机构转诊较少。

（二）在医疗卫生服务体系方面，医疗服务机构企业化运营模式继续维持，竞争更为激烈；大医院的虹吸效应明显，国家采取了很多强基层的举措，基层硬件水平有所提升，但实际服务能力仍然较弱

为了解决基层能力不足的问题，国家也高度重视提升基层服务能力。2002 年，中共中央、国务院作出《关于进一步加强农村卫生工作的决定》，加大了对农村卫生服务体系建设的投入，将乡镇卫生院的人员、业务、经费划归县级管理。在城市地区，2006 年颁布的《国务院关于发展城市社区卫生服务的指导意见》明确提出，将发展社区卫生服务作为构建新型城市卫生服务体系的基础，为居民提供安全、有效、便捷、经济的公共卫生服务和基本医疗服务，并就发展社区卫生服务做出了全面部署。首次在国家文件中提出，"要实行社区卫生服务机构与大中型医院多种形式的联合与合作，建立分级医疗和双向转诊制度，探索开展社区首诊制试点。"2006 年 6 月，《关于促进医疗保险参保人员充分利用社区卫生服务的指导意见》（劳社部发〔2006〕23 号）明确提出，"参保人员选择的定点医疗机构中要有 1~2 家定点社区卫生服务机构""适当拉开医疗保险基金对社区卫生服务机构和大中型医院的支付比例档次"等完善参保人员利用社区医疗服务的引导措施。2009 年中共中央国务院出台《关于深化医药卫生体制改革的意见》（中发〔2009〕6 号），提出"健全基层医疗卫生服务体系，加快农村三级医疗卫生服务网络和城市社区卫生服务机构建设，着力提高基层医疗卫生机构服务水平和质量，逐步建立分级诊疗和双向转诊制度。"

随后，国家也采取了一些具体强化基层能力建设的措施，例如加大基层医疗卫生服务体系建设的硬件投入、加大基层的运行补助、加强基层人才队伍建设等。总体而言，基层机构的硬件建设得到了一定的提升，但受收支两条线、绩效工资不合理、药品配备限制等多方面因素影响，基层机构的服务能力没有真正强起来，基层的积极性也没有真正调动起来，一些基层机构甚至出现推诿病人的情况。

在推进公立医院改革方面，为了改变医院的企业化运营模式，2009 年新一轮医改提出了公立医院要维护公益性和社会效益的要求，2009~2011 年重点实施方案将公立医院改革试点作为一项重要任务。2010 年国家正式启动了公立医院改革试点，确定了 17 个国家联系指导的试点城市，但进展不理想。2012 年，国家将公立医院改革重点放到了县级医院，启动了县级公立医院综合改革试点，经过 3 年试点后，2015 年国务院办公厅印发关于城市公立医院综合改革试点的指导意见，要求进一步扩大城市公立医院综合改革试点，尽管国家制定的改革任务非常全面，但从总体上看，因为对公立医院改革的要求是"试点"，多数地区的多数公立医院并没有启动真正意义上的体制和机制改革。政府投入依然不足，相对稳定的筹资和运行机制没有形成，规划、监督依然非常薄弱，整体的运行模式尚未发生根本性变革，仍然是追求经济利益。

另外，政府大力促进社会办医，民营医院的数量也快速增长，截至 2015 年，机构数已经超过了公立医院。这些医院大多也是营利性的。

在经济利益的驱动下，医院间展开了更为激烈的竞争，公立大医院越办越大，床位数扩张明显，如图 5 所示，床位多于 800 张的医院数量快速增加，民营医院也使用各种手段，甚至是利用一些欺诈手段，抢夺病源，严重扰乱了就医秩序。

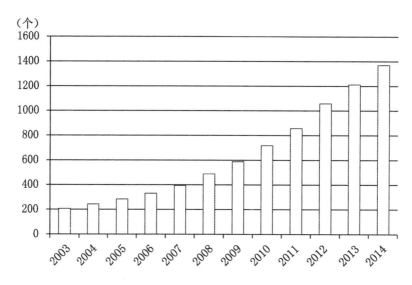

图5　2003~2014 年床位多于 800 张的医院数量

资料来源：WIND 数据库。

在推进分级诊疗方面，此阶段，特别是新一轮医改以后，有关部门在出台的政策文件中，都提出了强化分级诊疗的要求，但并没有将分级诊疗作为明确的任务目标，没有明确有效的措施，总体上仍处于概念阶段。同时，一些地方也进行了一些分级诊疗的探索，推进重点各不相同，实施进展情况也不太相同，推进的力度也不太一致，尽管取得了一定成效，但仍然较为有限。总体来看，这一阶段仍然是自由就诊，病人集中向大医院就诊的格局愈加明显。具体如下。

1. 诊疗人次明显向大医院集中，三级医院医师工作负荷明显高于一、二级医院

从诊疗人次看，近几年来，医院门诊量持续增长，增长速度明显快于基层医疗机构的增长速度，特别是 2014 年以后基层医疗卫生机构的诊疗人次增长较少，2015 年出现负增长（–0.59%）（见图 6）。

2010~2015 年医院的诊疗人次占总诊疗人次的比重由 34.9% 上升到 40%，相应地，基层医疗机构的占比则由 61.8% 下降到 56.4%（见图 7）。从不同等级医院来看，三级医院占比进一步提升，2010~2015 年，三级医院的诊疗人次占医院诊疗人次的比重由 37.3% 增加到 48.7%，增长了 11.4 个百分点，二级医院的诊疗人次所占比重下降较为明显，由 45.6% 降到 38.0%，一级医院由 7.4% 下降到 6.8%（见图 8）。

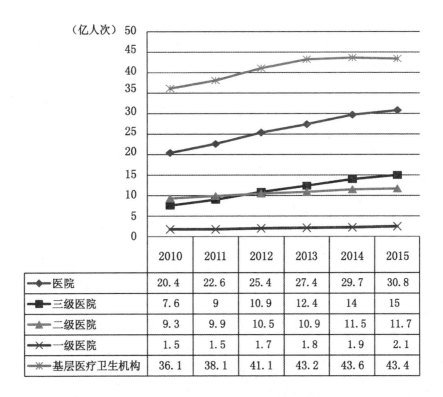

	2010	2011	2012	2013	2014	2015
◆ 医院	20.4	22.6	25.4	27.4	29.7	30.8
■ 三级医院	7.6	9	10.9	12.4	14	15
▲ 二级医院	9.3	9.9	10.5	10.9	11.5	11.7
✕ 一级医院	1.5	1.5	1.7	1.8	1.9	2.1
✳ 基层医疗卫生机构	36.1	38.1	41.1	43.2	43.6	43.4

图 6 不同类型医疗机构诊疗人次及其增长情况

资料来源：《卫生和计划生育事业发展统计公报》。

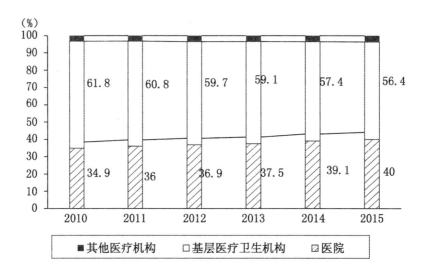

图7 不同类型医疗机构诊疗人次占比情况

资料来源:《卫生和计划生育事业发展统计公报》。

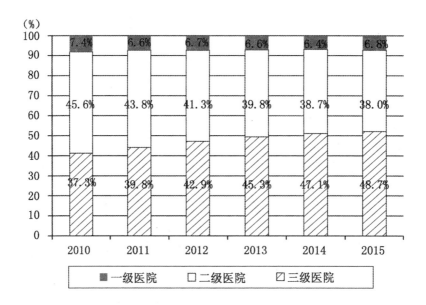

图8 不同等级医院诊疗人次结构情况

资料来源:《卫生和计划生育事业发展统计公报》。

　　病人集中于大医院，导致三级医院医师工作负荷明显高于一、二级医院。2009~2014 年，医院医师的工作负荷逐年增加，2015 年工作负荷略有减少。2015 年，医院医师日均担负诊疗 7.3 人次和住院 2.6 床日，其中，公立医院医师日均担负诊疗 7.6 人次和住院 2.6 床日。三级医院医师日均担负诊疗 8.1 人次和住院 2.7 床日，均明显高于一二级医院（具体见图 9、图 10）。

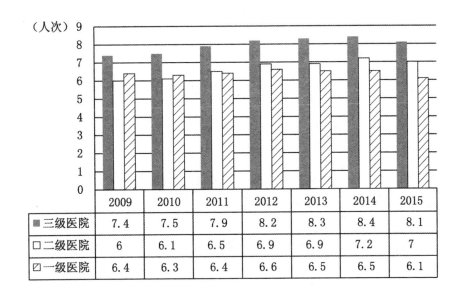

（人次）	2009	2010	2011	2012	2013	2014	2015
■ 三级医院	7.4	7.5	7.9	8.2	8.3	8.4	8.1
□ 二级医院	6	6.1	6.5	6.9	6.9	7.2	7
▨ 一级医院	6.4	6.3	6.4	6.6	6.5	6.5	6.1

图 9　不同等级医院医师日均担负诊疗人次

资料来源：《卫生和计划生育事业发展统计公报》。

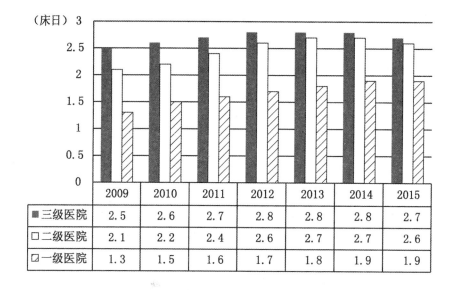

（床日）	2009	2010	2011	2012	2013	2014	2015
■ 三级医院	2.5	2.6	2.7	2.8	2.8	2.8	2.7
□ 二级医院	2.1	2.2	2.4	2.6	2.7	2.7	2.6
▨ 一级医院	1.3	1.5	1.6	1.7	1.8	1.9	1.9

图 10 不同等级医院医师日均担负住院床日

资料来源：《卫生和计划生育事业发展统计公报》。

2. 三级医院病床利用率超负荷运转，基层医疗机构病床闲置率较高

受病床数扩张等因素影响，尽管自 2012 年三级医院的病床利用率达到 104.5% 以来，逐年有所降低，但仍远远高于基层医疗机构，截至 2015 年，三级医院的病床利用率为 98.8%，一级医院的病床利用率约为 58.8%，社区卫生机构为 54.7%，乡镇卫生院为 59.9%，也就是说，三级医院"一床难求"，需要排长队的同时，社区卫生机构、乡镇卫生院却有近一半的病床闲置（见表 1）。

表 1　不同类型医院病床利用率对比（％）

类型	2010	2011	2012	2013	2014	2015
医院	86.7	88.5	90.1	89	88	85.4
三级医院	104.2	102.9	104.5	102.9	101.8	98.8
二级医院	88.7	87.3	90.7	89.5	87.9	84.1
一级医院	58.9	56.6	60.4	60.9	60.1	58.8
社区卫生机构	56.1	54.4	55.5	57	55.6	54.7
乡镇卫生院	59	58.1	62.1	62.8	60.5	59.9

资料来源：《卫生和计划生育事业发展统计公报》。

3. 就诊单位构成情况看，患者一般性疾病直接去综合性医院就诊仍然占有一定比重

从调查地区看，2013 年被调查地区患者一般性疾病去综合性医院就诊达到 15.6%，其中，城市占到 25.8%，农村为 5.3%（见表 2）。

表 2　2013 年调查地区居民一般性疾病就诊单位构成（％）

	合计	城市				农村			
		小计	东	中	西	小计	东	中	西
卫生室	47.4	30.4	17.9	36.9	36.4	64.4	59.2	72.6	61.2
卫生服务站	11.2	18.5	27.1	15.9	12.6	3.8	8.4	1.3	1.6
卫生院	13.9	5.4	3.1	5.2	7.9	22.4	20.1	18.6	28.4
社区中心	8.6	14.6	20.2	10.3	13.4	2.6	5.6	1.1	1.1
综合医院	15.6	25.8	26.6	27.5	23.4	5.3	4.9	4.6	6.3
中医院	1.6	2.2	2.7	1.3	2.5	1.0	1.4	0.9	0.6
其他	1.8	3.0	2.4	2.9	3.8	0.7	0.4	0.8	0.7

资料来源：国家卫生和计划生育委员会编：《中国卫生和计划生育统计年鉴 2014》，中国协和医科大学出版社 2015 年版，第 172 页 5—14—2。

第四阶段：2015 年以后，把分级诊疗作为深化医改的重要抓手，推进力度开始加大

现行诊疗格局带来了诸多的问题。一是整个医疗模式以大医院为中心，成本过高，加上过度服务，导致医疗卫生服务费用增长过快。改革开放以来，经济持续快速增长的同时，卫生总费用实现了更为快速的增长，1978~2015 年，我国卫生总费用从 110.21 亿元增加到40587.7 亿元，年均名义增长率为 17.31%，高于同期 GDP 年均名义增长率 2.12 个百分点，分别高出同期城镇居民家庭人均可支配收入和农村居民家庭人均纯收入名义增长率 4.30 个和 4.72 个百分点，相应地，占 GDP 的比重从 3.00% 增加到 5.89%。二是服务质量受到严重影响。目前缺乏有效的分级诊疗，自由甚至盲目就医，一些普通常见病患者直接到大医院就诊的格局，现有医院受经济利益驱动，一些大处方、大检查、手术滥用的情况非常普遍，对消费者的健康造成一定的损害。同时，这种就医格局不能形成连续性的服务，影响总体服务质量。三是以大医院为中心、以治疗为中心，基层健康管理和疾病预防的功能严重不足，导致卫生投入的宏观绩效低下，不利于全民健康素质的全面提升。

为了改变现有诊疗格局，在国家层面，开始更加强化推进分级诊疗制度建设，出台了国家层面的一些政策指导文件，把推进分级诊疗作为推进医改的重要任务。2015 年 9 月，国务院办公厅印发《关于推进分级诊疗制度建设的指导意见》（国办发〔2015〕70 号），指出建立分级诊疗制度是深化医药卫生体制改革、建立中国特色基本医疗卫生制度的重要内容，明确了到 2020 年的目标是：分级诊疗服务能力全面提升，保障机制逐渐健全，形成基层首诊、双向转诊、急慢分治、上下联动的模式，基本建立符合我国国情的分级诊疗制度。2016 年 8 月

召开的全国卫生与健康大会上，习近平总书记指出，要"努力在分级诊疗制度、现代医院管理制度、全民医保制度、药品供应保障制度、综合监管制度5项基本医疗卫生制度建设上取得突破"，将分级诊疗排在第一位。

在区域卫生规划、医疗服务体系改革、医保制度改革等领域，具体举措也开始与分级诊疗相衔接。在地方层面，截至2016年底，国家选择了11个省份作为医改综合试点省份，在有关综合试点中，也都把推进分级诊疗作为重要任务。

当然，我们也必须认识到，未来推进分级诊疗面临的形势较之以前也出现了较大的变化，城镇化、人口流动、老龄化以及疾病谱变化、技术发展等因素都对分级诊疗产生着深刻影响。新时期推进分级诊疗必须适应这种形势的变化，抓住医疗服务体系建设和医保制度改革等重要方面，针对关键问题进行重点突破，稳步朝着目标推进。

张　亮　葛延风　执笔

参考文献

〔1〕国家卫生和计划生育委员会.中国卫生和计划生育统计年鉴2014.北京：中国协和医科大学出版社，2014。

〔2〕葛延风、贡森等.中国医改：问题·根源·出路.北京：中国发展出版社，2007。

分报告二

我国分级诊疗的地方实践

自 2003 年起，特别是新一轮医药卫生体制改革启动以来，分级诊疗在我国医疗卫生体系建设中日益受到重视。在硬件设施建设以及医护人员能力提升两个方面，国家都相继加大了支持，并出台了一系列文件促进分级诊疗的落实。在 2016 年 8 月召开的全国卫生与健康大会上，分级诊疗被确定为未来需要突破的五项制度之首。按照中央要求和部署，许多地方都结合自己实际围绕分级诊疗做了探索和实践。

一、地方实践的主要做法

2015 年 9 月，国务院办公厅正式下发了《关于开展分级诊疗制度建设的指导意见》，要求形成"基层首诊、双向转诊、急慢分治、上下联动"的诊疗模式，要求到 2017 年，分级诊疗政策体系逐步完善，到 2020 年，基本建立符合国情的分级诊疗制度。2016 年 8 月 19 日，卫生计生委、国家中医药管理局联合发布《关于推进分级诊疗试点工作的通知》，在各地申报基础上，确定了北京市等 4 个直辖市、河北省石家庄市等 266 个地级市作为试点城市开展分级诊疗试点工作。

在实践中，各地分级诊疗主要沿着两条脉络展开：一是从医疗服务体系建设入手，以多种方式推进不同层级医疗服务机构之间的分工协作；二是从完善医疗保障制度入手，通过差别化报销比例、支付方式改革及其他相关政策调整，引导患者更多地利用基层，调动基层机构的积极性。

（一）通过完善医疗服务体系建设促进分级诊疗的相关实践

在医疗服务体系建设方面，分级诊疗的实践主要围绕医联体构建、提升基层服务水平、推广家庭医生签约和进行信息化建设四方面展开。

1.医联体构建

构建医联体是分级诊疗中较早开展的内容，其目的是通过区域内不同层级的医疗机构展开分工协作，实现区域内医疗资源的有效利用，提升医疗资源使用的宏观绩效。目前，我国不少地区已经建立了不同形式的医联体。

医联体的基本模式，是以区域内一所或多所大医院为龙头，基层医疗卫生机构和这些龙头医院之间建立密切联系，通过建立患者转诊绿色通道、进行病症分析指导以及大医院医师定期到基层坐诊等方式，强化区域内龙头医院对基层医疗卫生机构的技术指导，实现基层医疗机构同大医院之间在医疗服务中的有效衔接，使患者更多地选择在基层医院进行就医。

在具体操作中，根据业务整合内容和紧密程度，医联体又可分为紧密型和松散型两大类别。所谓紧密型，是指医疗服务集团内部所有医疗机构的资产、人事、财务实行统一管理，在大型医院和二级医院、基层社区卫生服务机构之间，形成利益共同体和责任共同体。与此相对，松散型的医联体，主要是医疗机构之间形成技术协作联盟，但医联体内部各医疗机构之间独立经营，自行负责自己的人事、财务和资产等。同时，从一个区域内医联体的数量看，医联体又可以分为单一型和竞争型两类。单一型医联体，是指一个区域内只构建一个医联体，所有医疗机构根据自己的规模、等级、技术能力等开展分工协作；竞争型医联体，是指一个区域内构建两个或两个以上的医联体。各医联体内部的医疗机构展开分工协作，但不同的医联体之间展开竞争，以此促进本地区内医疗资源宏观绩效的进一步提升。

典型案例1：深圳罗湖区的集团化经营。 2015年8月，深圳市罗湖区将区人民医院、区中医院、区妇保院、区康复医院、区医养融合老年病科医院和35家社区康复中心（简称"社康中心"）整合成一家法人单位，挂牌成立罗湖医院集团。同时，深圳市人力资源保障局、卫生计生委与罗湖区政府联合出台《关于印发深圳市试点建立与分级诊疗相结合的医疗保险总额管理制度实施方案的通知》，以罗湖区为试点单位，探索建立与分级诊疗制度相衔接的医保费用"总额控制、结余奖励"制度，鼓励罗湖医院集团促进卫生工作重心下移、医疗资源下沉，主动加强社康中心的能力建设、推动分级诊疗。

罗湖区的改革，涵盖了优化资源配置、落实医院运营管理自主权、调整医院运营模式、强化基层能力、提升信息化水平、推进健康促进工程六个方面。其中，以集团化整合促进医疗资源优化配置被列为首位。

在以集团化整合促进资源优化配置中，罗湖区着力推动了区属医疗卫生机构一体化管理和一体化运营。在具体操作中，罗湖区成立了医学检验等6个资源共享中心，建立了人力资源等6个管理中心，通过在更大范围内进行资源整合，降低区内医疗服务体系运营成本。同时，罗湖区还对各医院功能进行了重新定位，整合各医院的重点学科、特色专科资源，集中人、财、物等资源优势推进学科建设、开展人才培养和医学研究。通过这些努力，罗湖区形成了各医院发展各有侧重、服务各有特色的差异化发展格局，改变了过去学科资源重复配置、力量分散的弊端。

　　在整合医疗资源同时，罗湖区还加大了对作为基层医疗卫生机构的社康中心的建设支持。罗湖区在东门等 8 个街道各设立了一家规模在 2000 平方米以上的一类社康中心，每个区域社康中心服务区域中平均下设 6 个二类社康中心，平均每家社康中心服务人口约 16 万人。此外，通过集中区属医疗卫生机构力量，推进社康中心人才队伍建设，形成大医院—小社康的功能错位配置、上下协调联动、医疗健康服务可接续的一体化运营格局。在操作中，罗湖区选派了 400 名专科医生接受全科医学培训，将公共卫生机构的慢病管理、健康教育等相关人员编入家庭医生服务团队，一并参加家庭医生服务。

　　典型案例 2：宁波市医联体。2014 年，宁波市成为浙江省推进分级诊疗服务的试点地区之一。在实践中，宁波市以医联体、家庭医生服务、云医院为突破口，探索建立符合自己实际的分级诊疗制度。

　　在推动医联体构建方面，2014 年 11 月，宁波市政府印发《宁波市开展区域医疗机构联合体试点工作的实施意见》，在市中心城区，以 5 家市级三甲医院为牵头单位，联合区域内二级及以下医院、社区卫生服务中心共 29 家基层单位组建了 5 个医联体。医联体实行理事会领导下的牵头医院负责制，重点围绕统筹医疗资源管理、建设医疗信息共享平台、强化基层医务人员业务指导培训、加强基层骨干医师重点培养、科学开展双向转诊、推广家庭医生签约服务六个方面开展工作。截至 2016 年 1 月，宁波市基层共开设固定的市级专家社区门诊 52 个，5 家市级综合医院共 50 多个专科的 119 名副主任医师及以上的专家轮流到基层坐诊。此外，医联体内部 133 种常见的慢性病药物匹配率达到 95% 以上，患者到基层配药更为方便。

与此同时，宁波市还从早期开始了资源整合，以实现医疗服务的同质化。在具体操作中，宁波市推进区域医疗资源共享，探索"基层检查、上级诊断"的模式。2011年，宁波市整合了6家市级三甲医院的病理科，与复旦大学附属肿瘤医院合作，组建了宁波市临床病理诊断中心。此外，宁波市以县域为单位，开展影像中心等区域医疗共享中心的建设，推进区域医疗资源中心化和集约化，在基层为患者提供同质化的医疗服务。截至2016年4月，全市11个县（市）区已建成影像会诊中心11个，医学检验中心7个，心电会诊中心9个，消毒供应中心10个。

典型案例3：镇江两大医疗集团。2009年11月，作为江苏省公立医院改革的试点城市镇江，正式宣布成立江苏康复医疗集团和江苏江滨医疗集团两大医疗集团。两大医疗集团以三级甲等综合性医院为核心，以专科医院、社区医疗机构为成员，通过资产和技术纽带，建立了分属紧密型与松散型的两类医联体。其中，康复医疗集团为紧密型，江滨医疗集团为松散型。

按照镇江市政府的解释，实施两大医疗服务主体集团化运作，是提升医疗服务质量的一种新探索、新模式和新举措。两大集团的组建，一方面使居民能够享受到更优质、更经济的服务；另一方面，对医院来说，也可以优化配置资源，加快做大做强。成立的医疗集团，强化了医疗中心与社区卫生机构的合作，让大医院的技术和服务，向基层医疗机构辐射，合理形成"小病在市区、大病进医院、康复回社区"的就医格局。

同深圳和宁波的单一医联体相比，镇江成立的两大医疗集团更有利于在统一区域内展开竞争，同时也有利于对不同形式的医联体的优缺点进行比较和总结。镇江的这种模式，得到了卫生计生委的肯定。在卫生计生委2016年给出的推进分级诊疗四个模范做法中，其中之一就提到了江苏省的医联体。对于其具体优点，卫生计生委给出的评价是"在内部实现资源共享、信息互联、人员调配和同质服务"。

2. 提升基层服务能力

提升基层服务能力，目的是通过基层医疗卫生机构技术和水平的提升，建立患者对基层医疗卫生机构的信任，让更多患者首诊就诊在基层。在分级诊疗政策框架下，目前全国各地都启动了提升基层医疗卫生机构服务能力的工作。其中的具体措施，包括引入优质资源到基层、强化上级医院指导、加大基层投入、实施基层医师培训等多个方面。

典型案例1：深圳市罗湖区的"四个结合"。在促进基层服务能力提升的实践中，罗湖区实施了四方面的结合。

一是转型与再建相结合。2015年底，深圳市将罗湖区人民医院东门门诊部转型为区域社康中心，配置了CT等设备。转型后的2016年1月到4月，东门社康中心诊疗人次同比增长了36.2%，日均门诊达到1130多人。参照此种模式，罗湖区在2016年再建了7家2000平方米以上的区域社康中心。

二是培养与引进相结合。在全科医师队伍建设上，罗湖区组织罗湖医院集团89名专科医生进行转岗培训，招聘了30名起薪为30万元的优秀全科医生，同时招聘了30名健康管理助理护士、41名全科规培医生，培训了112名健康管理师。此外，罗湖区还引进了英国、北欧的家庭医生到当地的社康中心工作。

三是医疗与公共卫生相结合。为提升整体服务水平和宏观绩效，罗湖区以基层医疗卫生机构为平台，进行了医疗卫生资源整合，将区疾控中心的慢病管理、健康教育等相关人员编入社康中心家庭医生服务团队，工作职责由原来收集数据业务为主，变为直接为居民提供健康促进服务。

四是医疗与养老相结合。在辖区的渔邨等三个社康中心开展老人日托、短期照料和长期托老的医养融合工作。2015 年，罗湖区被卫生计生委评为全国 20 家老龄健康能力服务建设示范区之一。

典型案例 2：厦门市的"三师共管"模式。 作为国家首批公立医院改革试点城市，厦门市提出了大医院"舍得放、放得下"，基层医疗卫生机构"愿意接、接得住"，群众"乐意去、留得住"三个原则，实施"慢病先行、两病起步"策略，探索大医院专科医师、基层全科医师（家庭医师）和健康管理师"三师共管"模式，采取了以下措施强化基层能力。

一是实施"三师共管"。三师共管是指由大医院专科医师、基层家庭医师和健康管理师共同组成的"三师共管"团队服务。其中，专科医师负责明确诊断与治疗方案，并带教、指导基层的全科医师；全科医师负责落实、执行治疗方案，进行病情日常监测和双向转诊；健康管理师则侧重于健康教育和患者的行为干预。按照厦门市政府的解释，"三师共管"的目标是通过形成"医防融合、防治结合"的服务模式，实现"上下联动"解决患者的信任度问题。

二是设置转诊总监。转诊总监是三级医院派到基层医疗机构的一个职位，主要担任两方面工作：对社区医疗质量把控和对患者实施双向转诊。具体操作中，转诊总监一般是由三级医院的二、三线具备副高以上职称的专家担任，派驻基层的期限为两年。对医生来说，除原单位收入，还能在基层多一份绩效收入，获得基层管理经验，在晋升时也有更多倾斜。对基层医疗机构来说，转诊总监的设置，既可提升基层的医疗水平，又能解决患者的信任问题。对三级医院来说，把慢病科室的部分副高职专家派驻到基层，可培养其管理经验，并增强其职业成就感。

三是进行基层激励机制改革。为有效调动基层医疗卫生机构服务积极性，厦门市进一步完善了对基层的财政补助机制、考核机制和绩效激励机制，并将加班延时服务、"三师共管"分级诊疗和家庭医生签约等列入考核评价指标，通过奖励增量绩效调动基层医务人员积极性。其中，重点考核延时服务、"三师共管"分级诊疗和家庭医生签约等指标，给予奖励增量。这些做法，调动了基层积极性。2015年全市社区卫生服务中心业务人员人均增加收入2.76万元，平均增幅为55.9%。

四是慢病先行，两病起步。厦门市卫生计生委对多个社区进行追踪调查发现，经过6个月对高血压、糖尿病等慢病进行强化管理干预，慢病患者的指标监测、遵医嘱服药、自我护理、早期症状识别等能力均有明显提升，并发症发生率有效降低，患者对基层诊疗信任感明显增强。截至2016年6月，厦门全市38家社区卫生服务中心"三师共管"常规管理高血压病人19.9万人，规范管理率61.3%，控制达标率51.7%；管理糖尿病病人8.2万，规范管理率60.5%，控制达标率44.0%。这两类慢性病的症状，相比三师共管前规范管理率和控制达标率均提升了20%以上。规范管理率和控制达标率远高于全国平均水平[①]。

典型案例3：浙江省的"双下沉、两提升"。在推动分级诊疗过程中，浙江全省实施了"双下沉、两提升"。所谓"双下沉"，即通过人才下沉和资源下沉，努力引导优质医疗卫生资源流向基层；"两提升"指的是通过基层卫生机构的服务能力提升和服务效率提升，强化基层医疗卫生体系建设。

以宁波市为例，在贯彻浙江省提出的"双下沉、两提升"中，主要实施了两方面工作。一是主动承接境内外优质资源下沉。2013年11

---

① 资料来源："厦门分级医治成效初显"，载于《中国卫生信息》，2016年9月8日。http://www.ndsmc.com/bencandy. php?fid-3-id-5505-page-1.htm。

月，宁波市政府与浙江大学签订地校医学合作协议，市第一医院与浙江大学合作，在人才培养、学科建设、科研教学和技术指导等方面进行合作。同时，按照"一院两制、管办分开、公办民营"原则，将东部医院委托给台北医学大学运营管理，探索建立以法人治理结构为核心的现代医院管理制度。此外，浙大附属第一医院与北仑区人民医院、浙大附属妇产科医院与宁海县妇幼保健院先后建立全面托管合作模式。二是全面推进市内优质资源下沉。截至 2016 年 4 月，市级优质资源下沉实现了县（市）区的全覆盖，7 家市级三甲医院全面托管了 9 家县级医院，专科托管了 11 家县级医院。各县（市）区也分别采用城乡对口支援、牵手工程等多种途径，下沉县级优质医疗资源到重点乡镇，对基层医疗机构进行帮扶，提高县域内综合医疗服务能力。

典型案例 4：北京基层医疗卫生机构用药的大小目录合并。长期以来，药品种类不足成为参保人员不愿去基层就医的原因之一。针对近些年基层医疗卫生机构药品供应不足问题，近些年一些地区开始尝试做出调整。以北京市为例，一直以来，北京市医保存在两类药品目录。其中，大医院的药品目录品种包括 2510 种，称为"大目录"；社区药品报销品种为 1435 种，称为"小目录"。针对这一问题，北京市人社局决定从 2016 年 12 月 1 日起，统一社区和大医院医保药品报销范围。这意味着大小目录合二为一，医保患者到社区等基层医保定点医疗机构就医时，药品报销范围与大医院没有差异，大医院使用的药品在社区也可以采购、使用和报销。需要指出的是，药品目录消除差异化对社区就医构成明显利好。目前，北京市参保职工在大医院门诊医疗费用报销比例为 70%，但在社区就医这一比例为 90%，参保职工从大医院转向基层就医，意味着个人医疗费用负担将减轻 20%。

同时，针对不少居民常见的高血压、糖尿病等慢性病最多只能开一个月的药量规定，北京市人力资源社会保障局也做了调整。调整后的高血压、糖尿病、冠心病、脑血管病这四类慢性疾病，社区一次开药量由以往最大的一个月增至两个月。上述政策调整，将会更方便居民就近就医。

3. 推广家庭医生签约

推广家庭医生签约，目的是以社区为平台，对居民强化日常健康管理，形成连续稳定的服务模式，逐步建立起家庭医生在分级诊疗中的"守门人"角色。

典型案例 1：上海闵行家庭医生签约制度。2011 年 4 月起，作为医改五项基础工程之一，上海市在长宁等 10 个区率先启动了家庭医生制度试点，共有 136 家社区卫生服务中心实施了家庭医生制度，覆盖 2277 名家庭医生，签约 374 万居民。在此基础上，上海制定了《关于本市全面推广家庭医生制度的指导意见》，于 2016 年启动了新一轮社区卫生服务综合改革，推出"1+1+1"签约服务组合试点。在自愿前提下，居民与家庭医生进行签约，在此基础上再选择一家区级医院和一家市级医院签约。到 2017 年 1 月，全市试点社区共签约居民 100 万人。上海市计划在 2020 年将家庭医生服务覆盖至全市所有家庭。

在具体操作中，居民与家庭医生签约后，可享受到几种服务：家庭医生对签约居民进行健康状况评估，提供针对性的建议和服务；可通过预约方式优先获得家庭医生门诊服务；可通过家庭医生绿色转诊通道优先转诊至上级医疗机构，帮助预约会诊专家，提高会诊效果。此外，在家庭医生指导下，签约慢性病居民可在一次配药量、配药种类上享有更便捷的政策；对 65 岁以上签约老人，可免费获得健康筛查自选项目，并由家庭医生根据筛查结果制定并实施后续干预指导方案。同时，搭建市区统筹的转诊平台，要求市级医疗机构就诊、住院资源优先向家庭医生转诊患者开放。

有关资料显示，"1+1+1"模式取得了预期效果。从既有的 2016 年的统计数据看，100 万签约居民中，80% 左右的门诊发生在"1+1+1"内，70% 以上的门诊在社区，60% 左右在全科医生签约所在社区[①]。上海的这种做法，被卫生计生委确认为 2016 年度推进分级诊疗的四个典型案例之一，向全国进行推介。

典型案例 2：北京方庄社区卫生服务中心。2010 年，北京市开始探索家庭医生服务，方庄社区卫生服务中心[②]于当年成为北京市家庭医生式服务的首批试点，以 15 个居委会为基础建立了 15 支家庭医生服务团队，签约居民 31816 人[③]。在打造家庭医生签约预约服务模式上，该中心建立了全科医生诊疗模型，将诊室设计为"某某医生工作室"，确保"一人一诊室"，为每一名医生印制了名片，并向患者发放"健康护照"，让他们方便与自己的家庭医生取得联系，建立固定关系。

在组织模式上，方庄社区卫生服务中心推出的主要形式是全科医生和社区护士形成的一对一的"医护绑定"，以医护为主体管理签约患者，如果患者需要更多支持，可以增加人员。每次患者就医时，系统会直接把患者派位到自己的家庭医生处进行轮候，就诊结束后医生会为患者打印下次就诊的预约单，患者再进行就诊时直接凭预约单即可。这种服务只对签约患者开放。在预约单中，除打印签约医生和预约医生外，还包括预约就诊时间段。基于此，患者就诊实现了连续，医患之间的服务关系得到固化，医生的责任心也随之提高[④]。

---

① 资料来源："上海'1+1+1'签约居民已超过 100 万 明年覆盖所有社区"，载于《新民晚报》，2016 年 12 月 26 日。

② 启动试点时，方庄社区卫生服务中心覆盖常住人口 10.59 万人，在职员工 147 人。2013 年门诊量 40.3 万人次，全年总收入 1.03 亿元。

③ 刘新颖：《北京丰台方庄社区卫生服务中心家庭医生式服务模式研究》，中国地质大学硕士论文，2014 年。

④ 《方庄家庭医生式签约预约服务》，首届中国家庭医生发展先锋论坛发言整理材料，2015 年 10 月 17 日。

4. 信息化建设

信息化建设，目的是通过远程诊疗等方式解决医患之间由于物理距离产生的诊疗不便，互联互通患者在各个医疗机构的诊疗信息，在集成各类医疗信息基础上，实现诊疗效率的优化。在实践中，信息化的具体做法，体现在多个方面：利用信息技术手段，发展远程医疗服务；强化大医院对基层医疗卫生机构的技术指导，提升基层服务能力及公众对基层的信任；通过信息平台建设，推进信息共享，为双向转诊提供便利。

典型案例 1：深圳远程诊断中心建设及手机 APP 技术开发利用。在推进分级诊疗的各项措施中，深圳罗湖区将以网络化提升辖区医疗服务体系服务绩效作为一个重点领域，从三方面做了努力。

一是实现医疗健康服务"一网通"。整合区属医疗卫生机构服务链条、病人就诊信息，开发"健康罗湖 APP"，方便居民通过网络实现自我健康管理、健康指标监测、寻医问诊、预约诊疗、预约转诊、查询个人健康档案等服务。

二是建立"基层检查、医院诊断"模式。罗湖区建设了罗湖医学影像远程诊断中心，并抽调了 2 台社区流动诊断车（安装移动 DR），通过定点预约方式，到辖区内的社康中心提供检查拍片服务。拍摄的影像通过远程系统即时传送至远程诊断中心，居民可在 30 分钟内获取诊断报告。

三是建立药品集团配送和网上审方模式。在实践中，罗湖区社康中心配备的药品目录实现了与医院配备药品目录一致，药品由医院统一采购、统一配送，对短缺药品由罗湖医药集团在 24 小时内调剂配送。在此基础上，罗湖区在社康中心设置了智慧药房，采用智能自动发药，降低人力资源成本。此外，通过开发移动审方 APP，实现了组织罗湖医院集团的药师集中在线审方。在这一体系下，1 名药师平均负责 3~4 个社康中心的审方工作，利用信息化来解决药师不足的问题。

典型案例 2：浙江宁波的云医院建设。 自 2014 年 9 月开始，宁波开展了"云医院"建设，按照"政府主导、多方参与、市场化运作"原则，采用线上、线下服务相融合的 O2O 模式，利用信息化手段促进医疗资源纵向流动，提高了优质医疗资源的可及性和医疗服务的整体效率，同时也提升了远程医疗服务能力。截至 2016 年底，宁波全市通过宁波云医院开展了门诊、住院、检验检查三方面的双向转诊业务，为实现提前预约、精确转诊提供了技术保障。同时，全市二、三级医院依托宁波云医院平台，建立了远程医疗服务中心、医疗云诊室，通过建设"网上医联体"，让城乡居民享受更为便捷、优质的医疗服务。在试点的江东区，居民初步实现了"足不出户看云医、不出社区（乡镇）看名医、公共卫生云路径"的目标，助推了分级诊疗工作的实施。

典型案例 3：贵州区域信息化平台和远程医疗建设。 在经济水平相对落后的贵州，在推进分级诊疗方面，近些年也在进行一些尝试。2016 年 9 月 2 日，贵州省发文推动辖区内的 7 个地级市的分级诊疗工作，所做努力，涵盖了提升基层服务能力、发挥中医作用、推动医生上门、分级定位、开展日间手术、进行电子病历和信息化建设六个方面。

在进行电子病历和信息化建设中，贵州主要围绕四个领域做了探索和尝试。一是建设区域性医疗卫生信息平台，逐步实现电子健康档案和电子病历的连续记录以及不同级别、不同类别医疗机构之间的信息共享。二是利用远程医疗等信息化手段促进医疗资源纵向流动，提高优质医疗资源可及性和医疗服务整体效率。三是发展基于互联网的医疗卫生服务，充分发挥互联网、大数据等信息技术手段在分级诊疗中的作用。四是探索设置医学影像诊断中心、医学检验实验室等独立医疗机构，实现区域资源共享。

（二）通过完善医疗保障制度促进分级诊疗的相关实践

从完善医疗保障制度入手促进分级诊疗的改革和措施，分为对患者就医行为和对医疗机构诊疗行为进行调节两个方面。

1. 以经济杠杆促进患者更多选择基层

以经济杠杆促进患者合理就医、更多选择基层，是通过医保实施差别化的报销比例，让患者有更大动力在基层进行首诊和诊疗，减少向大医院不必要的集中，形成更为合理的就诊秩序。在实施中，各地有着不尽相同的做法。

典型案例 1：山西长治的按病种分级诊疗。2014 年 7 月，山西省卫生计生委印发《关于新农合实行住院按病种分级诊疗的指导意见（试行）》，（以下简称"《指导意见》"）首批确定 18 个试点县（市、区）的县级医疗机构，选择诊断明确，合并症、并发症较少的 40 种常见病、多发病先行开展试点。

《指导意见》提出，分级诊疗病种在县域内实行按病种定额付费，县域外实行限额补偿。各试点地区可根据不同医疗机构各病种近 3 年的平均医药费用水平，综合考虑医疗服务、医用材料、机构及人员成本的波动等因素，与定点医疗机构协商确定县域内各级医疗机构限额（或定额）付费标准，限额（或定额）标准原则上不得超过省确定的最高限额标准。有条件的试点县，探索孕产妇正常分娩费用由农村孕产妇住院分娩补助项目和新农合补偿全部承担。具备一定管理手段、服务能力、次均费用水平、门诊补偿额度等条件的乡级医疗机构，可与县级合管办协商，选择病种开展分级诊疗，并确定病种的最高支付限额，患者自付费用最高不超过 200 元。纳入分级诊疗的病种在县域内就诊，力争达到实际补偿比不低于 70%。

《指导意见》明确，试点县（市、区）要结合当地实际，建立分级诊疗转诊制度，根据专科优势指定二级医院负责分级诊疗转诊工作。当地有救治能力，患者自行要求外转治疗或越级就诊的，报销比例按经治医院相应标准下浮 20%，且报销基数为本地本级医院最高限额。

根据上述《指导意见》，长治市选择平顺等作为山西首批 18 个试点县中的三个县，对新农合分级诊疗工作进行试点。2015 年 7 月，在三县取得初步经验基础上，长治市印发了《长治市新农合按病种分级诊疗工作实施方案》，明确了分级诊疗制度实施的具体时间要求、病种范围以及新农合确定的差别补偿政策。

自 2015 年起 9 月 1 日起，长治市全市统一执行支气管哮喘（非危重）等 50 个病种为县域内分级诊疗病种。同时，为提高乡镇卫生院服务能力，各县（市、区）中心卫生院分级诊疗病种在 50 种分级诊疗病种中选择 5 种以上。

2016 年上半年，长治市卫生计生委制定印发了《长治市新农合分级诊疗新增病种目录及费用标准》，从 2016 年 7 月 1 日起进一步扩大分级诊疗病种范围，新增类风湿性关节炎等 60 种病种。至此，长治的新农合分级诊疗病种达到 110 种。根据计划，"十三五"期间，长治的分级诊疗病种将逐步扩大至 200 个。

典型案例 2：宁夏银川的差别化报销。 2016 年 9 月 1 日，宁夏银川市在全市实施参保人员分级诊疗转诊转院制度。该制度规定，自 9 月 1 日起，除急诊急救、恶性肿瘤、器官移植及术后、透析住院治疗、传染病、精神病等应直接到三级医院（含三级专科医院）住院的患者外，全市参保职工和参保居民未经二级及二级以下定点医院转诊转院，直接到三级定点医院住院就医的，按医保政策规定报销比例的

80% 支付。

参保人员在基层医院就诊，因诊断不明、条件限制等需转往三级医疗机构住院的，基层医院应予办理转诊转院手续，转诊转院手续由转出医院在计算机系统直接办理，不需要出具纸质手续。基层医院办理电子转诊转院手续后，参保人员在转入的三级医院住院的医疗费用报销比例仍然不变。

此外，银川市还将高血压、糖尿病、冠心病等门诊大病下沉到社区卫生服务机构，适当提高基层医疗卫生机构医保支付比例，并将符合条件的基层医疗卫生机构和慢性病医疗机构按规定纳入基本医疗保险定点范围，将符合医保规定的居家老年人医疗、护理服务项目产生的医疗费用纳入医保支付范围。

事实上，对上述未经转诊直接到大医院就诊降低报销比例的做法，在安徽、福建等多个地区也付诸了实施。

典型案例 3：青海、甘肃模式。2013 年 10 月，青海省在全国率先探索实施省级范围内的分级诊疗制度，以实现"小病不出村，常见病不出乡，大病不出县，急危重症和疑难杂症不出省"的目标，明确提出了需住（转）院的参保患者，应在统筹地区内遵循"首诊医疗卫生机构（乡镇中心卫生院和社区卫生服务中心）—二级定点医疗机构—三级定点医疗机构"的分级诊疗和转诊程序。在具体落实中，青海充分认识到经济杠杆是分级诊疗实施的重要保障，提出了多项控费措施，以促进分级诊疗的实施。

青海采取的控费措施，主要包括以下几方面：各级医疗卫生机构将当年的医疗总费用、医保基金支付费用、次均门诊和住院费用控制在前三年平均水平；严禁分解门诊人次和住院人次；各级医疗要将住院和转院控制在前三年平均水平；住院患者在三级、二级及以下医疗机构自费医疗费用占总医疗费用的比例分别控制在 10% 和 5% 以内，超出部分由医疗卫生机构承担，严禁将住院自费费用转入门诊记账；二级以上医疗机构出入院诊断符合率不低于 95%；三级和二级综合医疗卫生机构药占比分别控制在 45% 和 50% 以内，（藏、蒙）民族医疗卫生机构控制在 55% 以内；三级、二级和一级医疗卫生机构平均住院日分别控制在 12 天、9 天和 6 天以内，等等。

在实施上述控费措施同时，青海省对分级治疗程序做了明确规定，要求在统筹地区内，城乡居民患者需转院的，首诊必须在一级定点医疗机构，然后根据病情需要转院至二级定点医疗机构诊疗。需继续上转的患者，再转到三级定点医疗机构诊疗。对于不按照上述流程就医的患者，医保将拒绝支付有关费用。同时，作为监控措施，青海还对转诊率做了明确规定。

根据地方统计结果，在上述措施推动下，青海省的分级诊疗取得了明显效果。以西宁市为例，2016 年县级医院门诊、住院人次较 2015 年同期分别上升 10.4% 和 16.3%，乡镇卫生院门诊、住院人次较 2015 年同期分别上升 44.0% 和 43.5%，呈现"双升"趋势[1]。

在医保支付方面，甘肃采取了和青海类似的做法，但给予了一定弹性。2015 年初，甘肃省颁布《分级诊疗工作实施方案》，提出了实现90% 的人就地就医的目标。在具体操作中，甘肃利用新农合补偿政策的引导作用，严格控制越级诊疗，实现"小病不出村、常见病不出乡、大病不出县、疑难危重再转诊"和"能在乡镇卫生院治疗的，不到县级医院治疗""能在县级医院治疗，不到省市级医院治疗"的目标。甘肃省提出的目标是，到 2020 年住院病人县内就医比例达到 90% 左右，其中县级 50% 左右，乡级 40% 左右。

在确定分级诊疗病种和各病种定额标准的基础上，甘肃省明确了

---

① "医改'西宁模式'不断释放红利"，载于《西宁晚报》，2017 年 3 月 6 日。

分级诊疗的补偿原则。符合分级诊疗病种诊断的新农合患者原则上只能在参合地相应级别的定点医疗机构就诊，不得越级诊疗。执意要求转诊并经过医疗机构、新农合管理机构审批同意转诊的分级诊疗病种患者，新农合资金2015年按照该病种在转出医疗机构定额标准的50%报销，2016年按照20%报销，2017年不予报销。医疗机构将签约服务范围内病种向外转诊的，新农合管理机构按一定额度扣减医疗机构垫付的新农合补偿资金，其中县级医疗机构每外转一例病人扣减1000元，乡级卫生院（社区卫生服务中心）每外转一例病人扣减300元（属于新农合重大疾病范围的病种除外）。

未按规定办理转诊转院手续，擅自外出就诊患者新农合资金不予报销。外出务工的、长期在参合地以外居住的和在参合地以外急诊入院的参合患者，不得越级直接到省、市级医疗机构就诊，可以在参合地以外相应级别的新农合定点医疗机构就诊，补偿标准参照参合地相应级别定点医疗机构执行。属于新农合重大疾病范围的病种按照重大疾病相关政策规定执行。

2. 以经济激励调动医疗机构的积极性

我国的医疗机构可分为大医院和基层医疗机构两种不同层次。通过医保支付方式改革产生经济激励使不同层级医疗机构均有动力落实分级诊疗，关键是让各类机构均能从分级诊疗中获得应有收益。在大多数情况下，调整是在总量既定的前提下进行的，这就涉及利益重新分配，需要大医院放弃一些利益给基层医疗机构，以提升基层医疗机构的积极性。

典型案例1：深圳对罗湖医院集团的"总额付费＋限号"。在以医保支付方式改革促医院转变运营模式中，深圳罗湖区重点采用了两类基本措施。一是建立医保激励约束机制。改革医疗保险费用管理方式，核定签约参保人本年度医保基金支付总额，实行"总额管理、结余奖励"。年终清算时，如果签约参保人本年度实际发生的医保基金支付总额小于上年度支付总额，结余部分支付给罗湖医院集团，罗湖医院集团可用于基层医疗机构开展业务工作和提高基层医务人员待遇等。二是对二、三级医院进行限号尝试。自 2017 年 1 月 1 日起，作为全国首部地方性医疗基本法规，《深圳经济特区医疗条例》开始施行。其中，在分级诊疗领域，该《条例》规定二、三级医院可适当限制接诊非急诊、非转诊患者，同时门诊医生还可以限号。这一法规的实施，是对分级诊疗地方率先用法规的形式加以明确的做法。同时，配合这一措施实施，基层分级诊疗的转诊标准和具体流程，也将由深圳市卫生行政部门会同有关部门做出规定，医疗机构根据专业特点安排保证患者合理的就诊时间，接诊量的指导标准也由市卫生部门进行制订。

这一制度实施后，大医院的运营方式预期将发生变化。当前，深圳正在探讨取消一些二、三级医院的门诊，把普通门诊放到基层的社康中心。取消门诊后，二、三级只做转诊和急诊治疗。实行分级诊疗和限号，更多的医生和医疗力量将从门诊回归到病房和科研，医院也可以对重病患者和诊断困难病人，提供更细致的诊疗。同时，大医院也可抽出力量对进修医生、实习生和规培医生进行更好的教学。

典型案例 2：安徽的"医联体＋总额预算"。 2015 年初，安徽省被确定为国家首批综合医改试点省。在推进综合改革过程中，安徽省通过建立县域医共体加上医保实施按人头总额预算包干的方式，有效推动了分级诊疗的实施，初步实现了患者就医费用不增逐减，医务人员收入不减逐增，医保基金可持续的改革目标。

在安徽，优质医疗资源总体短缺且分布不均，是导致居民"看病难"的根源之一。在这一背景下，患者的无序就医情况十分普遍。为解决这一问题，安徽医改着力推进分级诊疗，以县为单位，通过县级医院与乡镇卫生院、卫生室的纵向合作、横向互补、双向选择，建立起医疗服务共同体。到 2016 年末，该省已有 40 个医共体试点县，覆盖人口 2891.5 万，占新农合覆盖人数的 56.3%。在上述基础上，安徽改革了医保基金对医共体的支付方式，实行按人头总额预算包干，超支原则不补，结余全部留用的办法。

上述做法使医共体内部不同层级的医院间有了一致目标，各机构在追求花费总额更小的前提下展开了更有效的分工合作。作为其结果，仅 2016 年上半年，试点县住院总费用同比减少 6.38 亿元，次均住院费用减少 221 元，新农合资金支出减少 4.02 亿元。试点县县外住院病人也同比减少；乡镇卫生院住院人次则同比出现了增长。其中，天长、太和等市（县）县域内的就诊率已经超过 90%。

同时，这一做法也给患者带来了好处。一方面，患者就医压力和费用均有所减轻。2016 年上半年，该省患者门急诊、住院次均费用增速分别下降 2.1 个百分点和 3.4 个百分点，次均药品费用同比分别降低 2.1 元、229.7 元。医共体 40 个县农民个人就医费用减少 2.36 亿元。另一方面，患者就医体验也得到了改善。公立医院急诊人次、住院手术人次同比增速下降，大医院中小手术同比下降 3.9%，疑难大手术占比上升至 54.7%。先住院、后付费试点县级全覆盖，三级医院全面开展预约诊疗和优质护理。

典型案例 3：福建三明的"按病种付费 + 总额包干"。 在实践中，一些地区探索对大医院实施按病种付费加总额包干的办法，鼓励这些医院集中治疗疑难重症，减少过度治疗，并将康复期的病人及时下转。在这方面，福建三明提供了一个典型案例。

2016 年 5 月 17 日，三明市医改办、市卫生计生委和市医管中心联合下发《关于开展住院费用全部按病种付费工作的通知》，决定在全市县级及以上公立医院开展住院费用全部按病种付费。具体而言，自

2016 年 1 月 1 日起，在全市 21 家县级及以上公立医院开展住院费用全部按病种付费，符合条件的民营定点医疗机构可参照执行，基层定点医疗机构自 2017 年起全面开展住院费用全部按病种付费。

配合上述按病种的支付方式改革，三明市还对定额包干做了规定。按照"定额包干、超支自付、结余归己"的原则，医保经办机构按照统筹基金定额标准支付给定点医疗机构。统筹基金实际发生数量超过定额的，超支部分由医院自行承担。低于定额的，结余部分作为定点医疗机构的医务性收入，其中诊查护理和手术治疗各占 50%。

此外，为了对实际操作形成具体指导，三明市还在这一改革文件中列出了 609 类疾病诊断相关分组和定额支付标准，并按居民医保和职工医保，分别给出了三级医院和二级医院的基金定额支付标准的具体数额。

同时，为了防止个人自付部分的膨胀，2016 年 5 月 18 日，三明市又进行了补充发文，严格控制医疗总费用中的个人自付比例。

二、对地方探索的评述

各地在上述六领域中推进分级诊疗的相关实践，既积累了成功的经验，也存在着值得关注的问题。

1. 关于医联体。

医联体的构建，使其内部不同医疗机构之间形成了紧密协作，整个区域内的医疗资源利用更加合理有效，提升了医疗资源使用的整体宏观绩效。这些优点，无论是在实施单一医联体的深圳罗湖、浙江宁波，还是在实施竞争性的两大医疗集团的江苏镇江，都有所体现。正如卫生计生委所总结的，医联体建设，实现了"资源共享、信息互联、人员调配和同质服务"。在此之上，江苏镇江同时建立分属紧密型和松散型的两类医联体，让其展开竞争，对于发现不同类型医联体各自的优缺点，提升医联体运营的整体水平，提供了更为直接的观察案例。

但与此同时，当前医联体建设中也存在一些不足。最突出的问题，一是医联体的建立是以大医院为主体的，而大医院的初衷多是为了抢地盘；二是绝大部分地区的医保没有对医联体实施打包付费方式，医联体内的医疗机构没有动力节约成本，大医院依然有动力抢夺基层医疗机构的病人。在这种背景下，一些地区医联体的构建反而更不利于分级诊疗的推进。

2. 关于提升基层服务能力。

围绕解决基层服务能力薄弱的问题，各地已分别做了不同形式的尝试，无论是深圳罗湖的"四个结合"，还是福建厦门的"三师共管"，抑或是浙江的"双下沉、两提升"，都取得了不错效果。其中，福建厦门的"三师共管"还被卫生计生委列为2016年推进分级诊疗的四个示范模式之一。

各地模式在实施中虽有不少差异，但总体而言一般都是沿着提升基层工作人员技术能力和扩大基层机构服务内容两条脉络展开的。在提升基层工作人员技术能力方面，一些地区采用了人员培养与人员引进相结合的方式，如深圳的罗湖；而另外一些地区，主要采用了技术引进为主的做法，如福建厦门三师共管中专科医师对基层提供的技术支持。在服务内容扩充方面，各地呈现了更多共性，一般都采用了结合目前慢性病流行和老龄化程度不断加深的趋势，发挥当地优势，将对老年人和慢性病的健康管理作为工作的一项主要内容加以扩充。除上述主要探索外，一些地区还引入了薪酬改革，探索给基层工作人员更多激励，如福建的厦门。

但需指出的是，虽然不乏成功案例，但总体而言，基层薄弱的问题依然没有根本改观。这其中有医务人员技术能力较差的问题，但更为突出的是，由于薪酬制度不合理，现有人员的积极性没有充分发挥，外部人员也吸引不进来。同时，鼓励大医院对基层进行支持也面临挑战：一方面很多大医院业务负荷较高，派不出人手对基层进行支持；另一方面，在实际操作中，很多专科医生虽然具有较高的专业技术，但却做不了全科医生的工作，这导致在实际工作中很多大医院的专科医生"下不去"，或者即使下去也面临"不适应"的问题。再加上医保报销、药品配备等因素的影响，基层利用率即使在这些试点地区依然不是很高。

3. 关于家庭医生签约服务。

部分地区在推广家庭医生签约服务中，建立了相对固定的医生和患者之间的服务关系，实现了对个人以及家庭提供连续性的服务。这是三级医院无法提供的，也是基层医疗卫生机构服务的核心竞争力所在。

但与此同时，整体上我国当前推进的家庭医生签约制度还存在着不少问题。一方面，在大部分地区，全科医生总量不足，导致很多人无法签约。另一方面，受服务能力所限，即使在一些已经做了签约的区域，家庭医生所提供的服务也相对有限。调研发现，不少地区虽然形式上做了家庭医生签约，但所服务的内容仅仅是原来基本公共卫生服务中的项目，所需的医疗服务项目并不在签约服务范围中。这一问题在基层医疗技术相对薄弱的中西部尤为突出。

4. 关于信息化建设。

在大力推动"互联网 +"的发展和充分开发大数据使用潜力的大背景下，目前各地围绕利用信息技术，推动分级诊疗落实进程中做了多种形式的尝试。总体而言，这些尝试对于基层医疗机构服务能力的提升形成了很大帮助，不仅方便了患者就诊，也有利于节省医疗费用，同时也提升了医疗资源的整体利用效率。

但与此同时，当前的信息化建设在促进分级诊疗中还存在着信息有效利用依然不足的问题。当前各地普遍建立的居民健康档案和电子病历，尚未实现有效互联互通，没能为转诊提供良好的信息基础。另一方面，信息化在提升基层服务能力中的作用尚未充分发挥，利用可穿戴设备等信息化技术进行健康管理的有效模式还没有建立。同时，通过远程医疗，对基层进行技术支持，减少病人上转的作用还很有限。

5. 关于以经济杠杆促进患者更多选择基层。

上述案例中，无论是从具体病种入手，还是全面实施，通过加大医保差别化报销比例，一些患者的越级就诊行为确实得到了控制，患者也更加主动地选择了在基层就医。但从全国总体进展看，形势依然不容乐观。首先，目前虽然大部分地区实施了差别化报销，但由于报销比例差别有限，基层医疗卫生机构与大医院之间在服务水平上仍然存在过大能力差异，加上居民收入提高，个人自我支付能力增强，这种差别化报销促进在基层就诊的作用总体有限。

其次，虽然个别地区采取了相对严格的限制手段，实施了未经转诊不予报销的做法，但由于长期以来形成的自由就诊习惯，这一做法如大范围实施，极可能引起公众的强烈反对。同时，在基层医疗卫生机构激励不足加上服务能力依然有限的情况下，严格限制转诊很容易流于形式。

6.关于以经济激励调动医疗机构的积极性。

案例中呈现的通过医保支付方式改革改变医疗机构行为的做法，取得了不少积极效果。从深圳罗湖和安徽的案例可以看出，对医联体引入打包付费制度，能有效地将医疗花费从利润端转为成本端，使医疗卫生机构更有积极性推进不同层级以及诊疗不同阶段之间的分工合作，从而使分级诊疗得以推进，基层医疗卫生机构的利用率得到提升。但与此同时，需要看到，虽有上述成功范例，但整体上全国范围内通过医保支付方式改革改变医疗机构行为的努力还面临着不少深层次的挑战。一方面，目前多数地区对基层机构的整体补偿不足，财务管理过严，整体待遇水平过低，有限的支付方式改革，难以从根本上调动基层机构的积极性。另一方面，对医疗机构实施的支付方式改革仍然面临一些基本的制度性挑战：一是尚未形成稳定的筹资机制，导致任何支付方式（包括价格改革）的不足都可能被放大；二是目前医保所购买的只是医疗机构所提供服务的一部分，医疗机构有足够的办法利用医保报销目录外的报销和诊疗手段谋求收益，这无疑会继续增大患者负担，推升医疗整体费用。事实上，从观察到的地方实践看，有关改革探索尚未对大医院抢病人、提供过度服务形成有效制约，这无疑使分级诊疗的效果大打折扣。

通过汇总各地实践中碰到的问题，可以发现，当前影响分级诊疗推进的共同因素，包含了以下四方面的内容。

一是理念问题。医疗服务消费中存在着较强的"就高不就低"特性，只要条件允许，患者一般都会选择质量更好的服务。这一特性在我国居民中演化为看病唯大医院论的理念。无论大病小情，患者都会选择大医院就诊。这一理念，加之长期形成的自由就诊习惯，导致分级诊疗在推进中得不到患者的理解和支持。

二是利益问题。在当前的筹资体系下，就诊量的多少直接关系到大医院和其中的医护人员的切身利益。分级诊疗的推进意味着各个医疗机构的就诊量将会发生变化，既有的利益格局将会发生调整。出于对自身利益保护的考虑，在没有提供有效补偿的前提下，大医院推进分级诊疗的积极性将大打折扣。

三是管理体制的制约。当前我国医疗机构存在着各类管理主体，有些医疗机构由所在地的地方政府管理，有些医疗机构则隶属于中央部委、部队或企业管理。在由地方政府管理的医疗机构中，有些属于市级，有些属于区级，有些则由省级直接管理。这种碎片化的管理体制阻碍了医疗资源的整合利用，不利于分级诊疗的推进。

四是资源分配问题。在资源依然相对稀缺的情况下，各医疗机构间在资源分配中存在竞争和冲突。一直以来，大医院在我国的医疗资源分配中占据优势地位。要推进分级诊疗，需要对既有的资源分配模式做出调整。这一过程必然伴随着矛盾、冲突和对抗，不是一蹴而就的。

综合上述分析，通过实地调研和二手资料梳理，对当前我国分级诊疗地方实践的整体进展，可得出如下三点结论。

首先，对于分级诊疗，国家进行了积极鼓励和提倡，出台了国家层面的原则性指导意见，但总体上缺乏具体的政策措施，从全国范围看，大多数地区尚未深入开展这项工作。目前，仅有少数地方进行了积极探索。

其次，在积极进行分级诊疗改革实践的地区，重点和做法存在着明显差异。正如上述梳理分析所显示的，多数地区采取的是单项政策推进的方式，重点或放于提升基层服务能力，或放于医联体建设，抑或放于医保报销与支付的调控；真正采取综合措施并取得明显成效的尚不是太多。在实施效果上，各地之间也存在着明显差异。

第三，当前存在的问题是长期积累形成的，这些问题的解决不可能一蹴而就，短期内也不宜期望过高。分级诊疗的推进，需要医疗服务体系建设及医保管理制度的综合性改革。下一步，仍然需要认真总结国内外经验，结合中国实际，强化顶层设计，稳步推进。

冯文猛　葛延风　执笔

分报告三

医疗卫生服务体系建设与分级诊疗

一、分级诊疗对医疗卫生服务体系的基本要求

分级诊疗的基本理念是让大多数健康问题在基层得到解决，在必要的时候交由高层级医疗机构处置，也就是在合适的地点和合适的时间提供适当的服务。从而使医疗卫生资源得到最有效的利用，服务的可及性更高，卫生费用得到更好控制。这也是整个医疗卫生系统的基本目标之一。要实现这样一个目标，需要多方面的协调配合。一个合理的医疗卫生服务体系在促进分级诊疗的实现中发挥着非常重要的作用。根据相关理论和国际实践，分级诊疗对医疗卫生服务体系建设有以下几个基本要求。

第一，有一个完整的医疗卫生服务体系

要顺利实施分级诊疗，一个国家或区域首先需要形成一个完整的医疗卫生服务体系。在现代社会，医疗卫生机构的功能有了一定分化。从全球范围看，医疗卫生机构一般可划分为专业公共卫生机构、初级卫生保健机构、医院和康复机构这四大类。一个完整的医疗卫生服务体系必须包括这四大类机构，否则无法有效解决健康问题。

第二，有一个强有力的基层卫生服务体系

分级诊疗的突出特征是首诊在基层，要较好实现这个，必须有一个强有力的基层卫生服务体系，否则很难将患者留在基层，即使强制实施，也会流于形式。凡是分级诊疗做得好的国家，都有一个强大的基层卫生服务体系，比如英国的全科医生体系就是典范。强大的基层卫生服务体系的关键是拥有高质量的基层卫生人力，同时要有良好的激励机制相配合。

第三，不同层级、类型机构之间形成良好的协作关系

分级诊疗的最终目的不是"分"，而是通过"分"来促进卫生资源的更有效利用，为患者提供可及性更好、连续性更强、质量更高的一体化服务。因此，不同层级、不同类型的医疗卫生机构需要在各司其职的基础上，以人为中心，在信息共享、双向转诊、连续治疗等方面形成良好的协作关系。

二、我国医疗卫生服务体系的缺陷及对分级诊疗的影响和诊疗格局现状

（一）我国医疗卫生服务体系的缺陷及其对分级诊疗的影响

1.各级各类机构虽有功能定位，但实际提供的服务存在很多交叉重叠

虽然长期以来，我国对医疗卫生机构的功能定位没有明确的成

文规定，但对这个问题的认识和要求与国际社会是基本一致的。1989
年的《医院分级管理办法（试行）》，分别对一级、二级、三级医院
的功能作了界定①。2015 年颁布的《全国医疗卫生服务体系规划纲要
（2015—2020 年）》则对包括专业公共卫生机构、基层医疗卫生机构、
医院（县办医院、市办医院、省办医院、部门办医院）的各级各类医
疗卫生机构的功能进行了全面界定。但在实际运行中，这些功能定位
并没有得到很好的落实。最突出的问题是医院的门诊部门过于庞大，
区域性、全国性大医院在提供很多本应由基层医疗卫生机构提供的初
级保健服务，存在很多功能重叠。

2. 基层卫生服务体系薄弱，卫生资源配置呈倒金字塔形

从目前看，我国基层卫生服务网络还是比较健全的，除少数偏远
地区外，基层卫生服务的可及性并不算差。2013 年第五次国家卫生服
务调查结果显示，84% 的家庭能在 15 分钟以内到达最近的医疗点。基
层卫生服务体系最薄弱的是人力。无论从数量还是质量来看，医院与
基层卫生服务机构的人力配置都呈倒金字塔形。2015 年在医院和基层
机构的卫生人员数量占比分别为 57.3% 和 33.7%，执业（助理）医生
占比分别为 55.7% 和 36.3%，护士占比分别为 74.3% 和 19.9%。从执
业（助理）医师的学历看，我国医师的学历总体偏低，而基层的水平
更低。社区卫生服务中心 60% 以上是大专及以下学历，乡镇卫生院
85% 以上是大专及以下学历，而村卫生室几乎全部是大专及以下学历，
所受的专业训练十分有限（见表 1）。很多基层医务人员缺乏诊断、治
疗常见病所需的知识和技能。同时，在我国，基层卫生服务体系最需

---

① 一级医院被界定为直接向一定人口的社区提供预防、医疗、保健、康复服务的基层医院、卫生院；二级医院被界定
为向多个社区提供综合医疗卫生服务和承担一定教学、科研任务的地区性医院；三级医院被界定为向几个地区提供高水
平专科性医疗卫生服务和执行高等教学、科研任务的区域性以上的医院。

要的全科医生数量极少，2015 年全国全科医生不到 19 万名，仅占全部医生数的 6.2%，远低于经合组织国家平均 30% 的占比。我国平均每万人口全科医生数为 1.38 个，而英国每万人达到了 6 个，与世界卫生组织的建议标准每万人口 5 个也相差甚远。

表 1　2015 年基层机构执业（助理）医师学历构成（%）

	所有执业（助理）医师	其中：社区卫生服务中心	其中：乡镇卫生院	其中：村卫生室
研究生	10.3	2.1	0.1	—
大学本科	38.8	37.7	12.9	1.9
大专	30.6	38.3	42.8	19.8
中专	18.3	19.1	40.0	51.9
中专水平	—	—	—	20.8
高中及以下	2.0	2.9	4.2	5.6

资料来源：《中国卫生和计划生育统计年鉴 2016》。

3. 康复医疗服务体系不健全

与发达国家相比，我国的康复医疗服务体系很不健全，康复医疗资源严重不足。现有的康复服务主要由医院提供，病人难以下转、分流，不仅加大了医院的压力，也大幅度提升了成本。虽然 2012 年卫生部印发了《"十二五"时期康复医疗工作指导意见》，提出我国要初步建立分层级、分阶段的康复医疗服务体系，但实际进展并不明显。

4. 机构之间主要是竞争关系，协作较差

公立机构是我国医疗卫生服务提供的主体。但是目前我国的公立机构基本是企业化运行，以扩大服务量和业务收入为主要目标。因此，只要是能赚钱的服务，各级各类机构都抢着提供。不同层级机构之间提供的服务存在很多重叠，机构之间主要是竞争关系，协作较差，几乎不存在制度化的转诊机制。由于不存在制度化的转诊机制，加上区域之间服务能力差异大且医保规定可选择的定点医院数量过多，同级医院之间也处于无序竞争状态，普遍没有形成相对稳定的服务群体和合理分工，尤其是大城市的大医院及专科医院。

（二）诊疗格局现状

1. 患者持续向医院特别是大医院集中，基层机构特别是农村基层机构的利用率下降

患者就诊不断向医院集中是近 10 年来的一个重要趋势。在基层医疗卫生机构就诊的人次占门诊总诊疗人次的比例从 2005 年的 63.3% 下降到了 2015 年的 56.4%，而在医院就诊的比例则从 2005 年的 33.8% 上升到 2015 年的 40.0%（见图 1）。在基层医疗卫生机构内部，社区卫生服务中心（站）的就诊比例变动与卫生院、村卫生室的情况大不相同。在社区卫生服务中心（站）就诊的人次占总诊疗人次的比重有显著上升，从 2005 年的 2.98% 上升到 2009 年的 6.87%，进而上升到 2015 年的 9.18%。这当然跟近 10 年来社区卫生服务机构和人员的快速扩张有紧密联系①，但至少也说明城镇地区基层医疗卫生机构服务的能力扩张是被利用了的。而在同一时期，农村地区的卫生院和村卫生室在机构数基本稳定，人员数分别增长 26% 和 42% 的情况下，诊疗人次占比反而都下降了 20% 左右（见图 2）。

---

① 2005 年到 2015 年，社区卫生服务机构数增长了 100%，人员数增长了 387%。

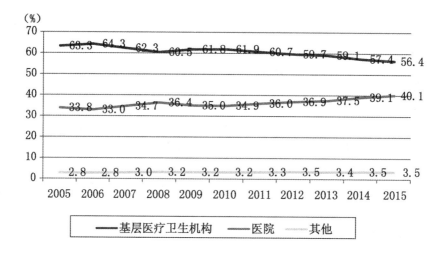

图1　不同类型医疗卫生机构诊疗人次占比（2005~2015年）

资料来源：历年《中国卫生（和计划生育）统计年鉴》。

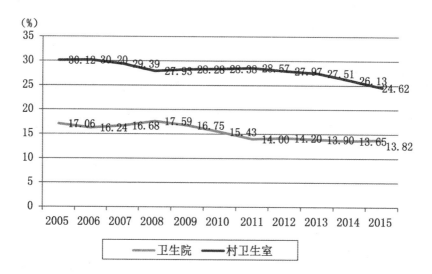

图2　卫生院和村卫生室诊疗人次占总诊疗人次的比重（2005~2015年）

资料来源：历年《中国卫生（和计划生育）统计年鉴》。

而在医院就诊的人次，也持续向三级医院集中，在三级医院就诊的人次占医院诊疗总人次的比例从 2010 年的 37.3% 快速上升到 2015 年 48.7%（见图 3）。

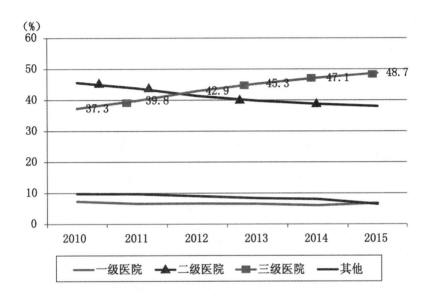

图 3 各级医院诊疗人次占比（2010~2015 年）

资料来源：历年《全国卫生（和计划生育）事业发展统计公报》。

2. 医院消耗了大量卫生资源，但提供的服务费用效果比不高

2015 年，我国的医院消耗了卫生总费用的 54%。而 2014 年美国、法国在医院发生的费用只分别占卫生总费用的 32.1% 和 26.2%。发生在我国各级各类医疗卫生机构的总费用①中，则有 78% 产生于医院，医院消耗了大量卫生资源。总体看来，医院创造了很多收入，但没有创造很高的价值。正如世界银行与中国政府最近的合作研究所指出的，虽然人们觉得二、三级机构的服务质量好一些，然而，关于供方是否

---

① 发生在医疗卫生机构的费用只是卫生总费用的一部分，卫生总费用还包括发生在零售药店、医药卫生行政管理部门等方面的费用。

基于最佳的证据和指南提供服务，患者经过治疗后健康状况有何变化，目前还缺乏系统性的证据（世界银行等，2016）。但却有诸多证据表明，医院提供过度服务对患者造成了大量健康损害，其中最严重的是抗生素滥用问题。

三、改革开放以来我国的医疗卫生服务体系变革及其反思

基层卫生服务体系薄弱、公立医院占用过多资源但提供的服务费用效果比不高是当前我国医疗卫生服务体系不适应分级诊疗的关键问题。这样的局面是如何形成的，需要进行回顾与反思。

（一）改革开放以来我国的医疗卫生服务体系政策与变革

20世纪80年代初，国家对公立医疗卫生机构的政策发生了重要变化，核心内容是减少财政支持，放松管制。虽然政府卫生支出的绝对额仍在增加，政府卫生支出占卫生总费用的比重从改革开放初期的36%下降了到2000年的15%。长期以来，公立医院的政府直接投入占其总收入的不到10%，而且，技术劳务性服务的价格被压得很低。与此同时，政府套用了企业改革的思路，开始扩大医疗机构在开展业务、支配盈余等方面的自主权，鼓励通过增加服务收入来进行补偿。公立医院事实上形成了主要依靠药品、耗材进销差价和大型设备检查收费的补偿模式。而且政府监管职能严重不足。在这一过程中，公立医疗机构的逐利性逐渐增强，过度服务日益普遍。虽然期间政府也有一些试图增强政府在医疗卫生服务体系建设中责任的努力，但受变革后的

财政体制制约以及认识上的障碍，都没有形成主流①。另一方面，从 20 世纪 80 年代以来，政府开始允许、鼓励个体行医以及社会办医，非公立医疗机构逐步发展起来。

1. 公立医疗卫生体系的变革

改革开放以来，基层医疗卫生服务体系和公立医院体系虽然处于同样的政策环境中，但由于其不同的特点，发生了极为不同的变革。

在 20 世纪 80 年代后的很长一个时期内，基层医疗卫生体系不断衰败。特别是在农村，乡镇卫生院从县下放至乡镇管理，得到的财政支持大幅弱化，由于开展的是比较基本的医疗服务，也很少有机会从药品、耗材和大型设备中得到补偿。同时，卫生院也难以面向市场生存。当时合作医疗解体，绝大多数农民没有任何医疗保障，收入低下，小病忍、大病扛，没有能力自费支付医疗服务。大多数乡镇卫生院因此经营困难，有的承包租赁或卖给私人，农村地区乡镇卫生院机构数、床位数持续下降，诊疗量和病床使用率都不断下滑，技术人员流失严重，乡村医生和卫生员数量大幅度下降。村卫生室数量出现上升，但增加的多为个体诊所，村办卫生室数量也在减少。城镇的情况稍好，但基层卫生服务体系也同样在弱化，而且受国企改革中剥离企业办社会职能的影响，企业医务室等机构也在减少或弱化。

公立医院面临的是与基层卫生服务体系同样的政策环境。公立医院得到的财政补助从改革开放前占医院总收入的 35% 下降到 20 世纪 90 年代以后的不到 10%。但是，公立医院被默许从药品、耗材进销差价和大型设备检查中获得补偿。同时，城市居民的支付能力相对较强，医疗保障制度没有像农村那样完全解体，加上医院服务的内容更复杂，

---

① 如 20 世纪 80 年代初的"搞好 1/3 左右县的卫生事业建设"、90 年代的农村卫生"三项建设"（改造和建设乡镇卫生院、县防疫站、县妇幼保健站）。

信息不对称更严重，更容易通过过度服务弥补收入，相对而言面向市场生存和发展的能力较强。总体而言，公立医院体系并没有像基层卫生服务体系那样持续弱化，而是逐步扩张的。公立医院特别是三级医院作为单个机构的经营、发展是较为红火的。在国家投入不足的情况下，这种机制确实有利于保存和提升我国公立医院技术能力，扩大医疗服务供给，但造成了公立医院逐利性不断增强、公益性逐步弱化这个严重后果，对当前的医改造成了巨大障碍。

上述政策思路一直延续到21世纪初才逐步发生变化。首先体现在基层卫生服务体系建设上。2002年，中共中央、国务院作出《关于进一步加强农村卫生工作的决定》，加大了对农村卫生服务体系建设的投入，将乡镇卫生院的人员、业务、经费划归县级管理。2006年发布了《农村卫生服务体系建设与发展规划》，逐步推进。同时，新型农村合作医疗制度于2003年建立，并迅速推开，大多数农民得到了一定程度的医疗保障。在这一背景下，农村居民的医疗服务需求迅速释放，卫生院的服务量迅速增加。到2007年，卫生院收支情况有很大好转，卫生院政府投入占比从2002年的13%上升到了2007年的25%[①]。与此同时，城市地区的基层卫生服务体系也逐步得到加强。2006年，国务院发布了《关于发展城市社区卫生服务的指导意见》，开始在全国范围内全面建立城市社区卫生服务体系。2009年新一轮医改启动以来，将强基层作为重点任务之一，大幅增加投入、改革运行机制，全面强化基层卫生服务体系。公立医院改革的政策思路的转变是在新医改启动时才发生的，明确了要恢复公立医院的公益性，希望通过改革补偿机制等举措，全面破除公立医院的逐利机制。公立医院试点是从2010年正式展开的，到目前为止，除少数地区的改革实现了较大突破外，总体

---

① 资料来源：2003年国家卫生服务调查和《中国卫生统计年鉴2008》。

仍处在试点阶段。

2. 非公立医疗机构的发展

非公立医疗机构的发展是与公立机构的改革同步发生的。1980年卫生部《关于允许个体开业行医问题的请示报告》得到国务院的批准，个体行医正式合法化。之后，全国个体开业行医人数迅速增长，对当时扩大医疗卫生服务供给发挥了积极作用，形成了公立机构的补充力量。从20世纪90年代开始，在经济领域产权改革的影响下，部分地区推行了公立医院改制，把中小型医院公立医院转制为股份制医院和私立医院。同时，社会力量也开始投资新建医院，民营医院也逐步发展起来。到2008年即新医改前夕，我国共有民营医院5403家，机构数是公立医院的1/3多一些，床位数是公立医院的10%多一些。

（二）新医改以来的医疗卫生服务体系改革及对分级诊疗的影响

新医改以来，医疗卫生服务体系改革主要是从加强基层卫生服务体系建设和推进公立医院改革两方面展开的。加强基层卫生服务工作采取了大量举措，推进较快，但受多种因素影响，实际效果喜忧参半。公立医院改革受各方面利益和体制的制约，进展相对滞后，公立医院的运行机制改变不大。此外，建设医联体等促进机构协作的改革、促进社会办医也在同步推进。这都对当前的分级诊疗制度建设产生了或积极或消极的影响。

1. 强基层的主要举措及对分级诊疗的影响

自21世纪初以来，我国开始加强基层卫生服务体系建设；2009年新医改以后，将强基层作为医改的核心任务之一，更是投入了大量资金，采取了多种举措。主要包括以下几个方面。

一是加大了对基层卫生服务体系的硬件投入，全面实施乡镇卫生院、社区卫生服务中心以及县医院的标准化建设。2200多所县级医院和3.3万多个城乡基层医疗卫生机构得到改造完善。

二是政府加大了对基层医疗卫生机构的运行补助。新医改以来，各地基本落实了卫生院和社区卫生服务机构的建设和发展经费由政府保障，经常性收支差额由政府按照"核定任务、核定收支、绩效考核补助"的办法足额补助，部分地区实施了"收支两条线"管理。

三是实施绩效工资制度。事业单位实施绩效工资是提高工资水平与规范津贴补贴、调整工资结构相结合。基层医疗卫生机构首先实施了绩效工资，保障了大部分医务人员虽然不高但大致稳定的收入。但实施中也出现了一些问题。

四是加强基层人员队伍建设。加强了以全科医生为重点的基层医疗卫生队伍建设。采取了加快全科医生培养、实施免费定向培养、加强在岗培训、城市医师支援农村等多种举措。

五是通过推进县乡（村）一体化等方式提升卫生院、村卫生室的技术能力和管理水平。各地采取多种形式加强县医院、卫生院和村卫生室在业务、人才、管理等方面的整合和帮扶，在一定程度上提升了基层的整体力量，部分地区成效显著。

新医改以来，强基层的目标是十分明确的，也采取了大量政策措施。最显著的成效是基层机构的硬件水平有了很大提高，实施县乡（村）一体化对提升基层技术和管理能力有一定作用。但是，其他几个方面的政策措施或者由于设计不够周全以及受其他政策的影响，或者因为实施时间有限，成效还不显著甚至带来了负面影响。例如，政府加大运行补助，保障人员工资有其积极意义，但由于总体水平不高，没有充分按劳、按绩分配，不少地方人员积极性下降，诊疗量下降，骨干业务人员流失。基本药物制度实施中限制基层药物配备，导致部分病人转向上级机构就医，基层业务量有一定下降。而全科医生培养、人员培训由于需要较长周期，效果尚未充分显现。

2. 公立医院改革及对分级诊疗的影响

2009 年新医改确立了恢复公立医院公益性的改革目标，2009~2011年 3 年重点实施方案将公立医院改革定位为一项试点任务。2010 年国家正式启动了公立医院改革试点，确定了 17 个国家联系指导的试点城市，但进展不理想。2012 年，国家将公立医院改革重点放到了县级医院，启动了县级公立医院综合改革试点，经过 3 年试点后于 2015 年全面推开。2015 年，国家又启动了城市公立医院综合改革试点。国家部署的公立医院改革任务非常全面，包括改革补偿机制，改革公立医院管理体制，改革人事薪酬制度等。实际改革由地方主导，各地改革重点各异，有的侧重于管理体制（管办分开），有的探索取消药品加成，有的集中于产权改革，有的集中于强化内部管理和质量控制，效果不一。除福建三明少数地区改革有较大突破外，总体而言，公立医院体制机制改革滞后，多数地区的多数公立医院并没有启动真正意义上的"改革"，运行模式与 2009 年前几乎无差异：仍是"企业化"运行模式，政府直接投入有限，主要以服务收入的"利润"（主要是药品、耗材、检查利润等）维持运行和发展；收入基本自主支配，医务人员收入水平取决于医院业务收入水平，所以仍普遍以"收入"最大化为目标；服务群体数量和来源不稳定，彼此之间仍是高度竞争的关系；服务内容广泛，门诊、住院服务都提供，大病小病都治。而且在体制机制改革滞后的同时，相当一部分公立医院完成了新一轮扩张。从图 4可见，无论是所有医院的床位数还是公立医院的床位数，2009 年以来

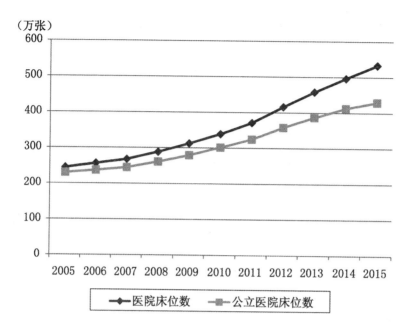

图 4　医院床位数（2005~2015 年）

资料来源：历年《中国卫生（和计划生育）统计年鉴》。

的增速较前都是加快了的。从 2007 年到 2015 年短短的 8 年间（从 267 万张增长到 533 万张），医院总床位数已经又翻了一番。我国目前的千人床位数高于加拿大、英国、美国和西班牙。这进一步强化了以医院为中心的卫生服务体系格局。我国的住院率从 2007 年的 7.54% 迅速升至 2015 年的 15.32%，也翻了一番，确实应验了"床位建一张占一张"这句话。能力扩张和服务利用也趋向于上级医疗机构。2005~2015 年，二、三级医院的数量分别上升 45% 和 124%，而基层卫生机构的数量仅上升了 8%。

公立医院的扩张和企业化运行对基层人才、患者形成了"虹吸"，进一步导致基层技术能力强不起来，基层利用率甚至出现下降（见图 5），使得建立分级诊疗和双向转诊体系的难度加大。

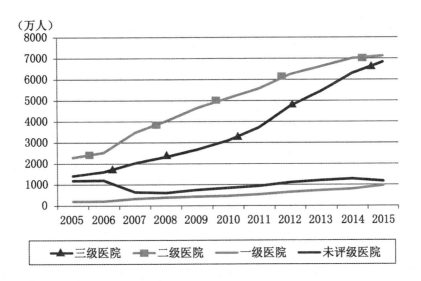

图5　各级医院入院人数（2005~2015年）

资料来源：历年《中国卫生（和计划生育）统计年鉴》。

3. 促进社会办医及对分级诊疗的影响

新医改以来，我国政府大力促进社会办医，民营医院数量增加很快。2015年，民营医院达到了14518家，比2008年增长了近200%，机构数已经超过了公立医院。民营医院床位数也有明显上升，占到了公立医院床位数的24%以上。民营医院的发展对于满足多层次的医疗服务需求有一定积极意义。随着民营机构的迅速发展，如何定位民营机构在分级诊疗中的位置将成为一个重要问题。从我国现状看，民营医院大多数为营利性医院，其中一些民营医院运营很不规范，过度服务远甚于公立医院，医疗欺诈时有发生，拉病源的竞争更是不择手段。民营医院跟其他医疗机构之间几乎没有协作关系，到目前为止也没有被纳入分级诊疗框架。同时，我国还有民营的基层医疗卫生机构42.5万家，仅略少于公立机构数，其中大多数为诊所和村卫生室。个体诊所大多为偶遇式的服务模式，与医院之间也尚未有包括转诊在内的合作关系。

4. 推进机构协作的举措及对分级诊疗的影响

医疗卫生机构之间是否具有良好的协作关系对分级诊疗也有重要影响。新医改以来，促进机构协作更加受到重视。

组建医联体是当前我国医疗机构协作的主要形式。医联体的主要实践形式是在一定区域内，不同层级的医疗卫生机构进行业务、管理、资产上的整合，形成协作联盟或医疗集团。不同医联体的整合程度差别较大，一般分为松散型和紧密型两类。松散型的医联体内医疗机构之间的协作仅限于技术、设备、人力等资源，大多数医联体属于这种类型；紧密型的医联体内医疗机构之间的协作不仅限于技术、设备、人力等方面，还进行资产整合和利益共享、责任共担，镇江的康复医疗集团属于这种类型。近几年快速发展的远程医疗为医联体的发展创造了有利条件，扩大了技术、培训协作的范围。除此之外，我国传统的医疗机构之间对口支援也是一种协作形式。

以医联体为主要形式的机构协作有其积极意义。它在一定程度上提高了基层的技术能力，特别是远程医疗的发展对提高偏远地区医疗机构的技术能力提供了新的机会。部分地区医联体的发展确实也把一部分病人留在了基层，促进了有序就诊。但是，现有的医联体大多没有形成利益共同体，在我国公立医院企业化运行和逐利机制没有改变的情况下，不少地方出现了医联体中的大医院抢基层病源的现象，反而进一步恶化了分级诊疗秩序。

5. 小结

新医改以来，在医疗卫生服务体系建设改革方面，我国出台了大量改革举措，但总体成效并不理想。强基层举措主要改善了基层医疗卫生机构的硬件，但能力提升有限。公立医院改革受制于既得利益格局，推进较慢，一些改革举措也没有抓住关键。公立医院的逐利机制基本没有改变，反而借新医改完成了新一轮扩张，对基层医疗卫生机构产生了进一步的虹吸效应。医疗卫生机构之间的协作有所增多，但良性的协作关系并没有建立起来。总体而言，新医改以来的医疗卫生服务体系改革并没有明显朝着有利于分级诊疗的方向发展，在某些方面反而产生了负面影响。当然，某些地区的改革尝试出现了一些亮点，对下一步推进改革有启示意义。

四、改革方向和政策举措建议

一个机构功能定位明确、机构之间有良好协作关系的医疗卫生服务体系是实现分级诊疗的基础，否则包括医保措施在内的其他手段都将事倍功半。然而，医疗卫生服务体系的重构需要更加长期、更加艰苦的努力。需要在明确改革方向的基础上，抓住关键问题，持续推进。针对我国医疗卫生服务体系存在的问题，医疗卫生服务体系改革的总体思路应该是放活基层卫生服务机构，严管大医院。

（一）短期举措和长期规划相结合，促进建立高质量的基层卫生服务体系

强大的基层卫生服务体系是支撑分级诊疗的关键。与大医院相比，与发达国家相比，我国基层卫生服务体系的人力等基础条件薄弱是事实，但是也要看到我国基层能力几十年来已经有了长足进步，特别是城市地区基层的能力完全能胜任常见病、多发病的诊疗。当前强基层更关键的问题是如何调动基层机构和人员的积极性。在当前机制下，

基层的潜力并没有完全释放出来，特别是近几年的政策反而抑制了这种潜力。因此，立足基层现有能力，放活基层医疗卫生机构、增强人员激励是当务之急，与此同时，持之以恒实施长期能力提升规划，逐步提升基层人力水平，促进建立高质量的基层卫生服务体系。

1. 改革服务定价、提高支付水平，保障基层医疗卫生机构获得合理、稳定的收入

基层医疗卫生机构提供服务得到的收入总量过小，导致难以支付合理的薪酬待遇来留住和吸引人才，人才流失导致技术能力更加薄弱，更加难以吸引病人并获得收入，从而形成了恶性循环。要打破这个恶性循环，首先要增加基层机构的总收入。要增加总收入，除了保障一定的政府投入外，更重要的是要改革服务定价、提高支付水平，使得基层机构从提供服务中获得合理、稳定的收入。对于人口密度较小的偏远地区机构，财政要给予额外补贴。这样，基层机构才有可能提供有吸引力的薪酬待遇，留住和吸引人才，吸引更多的病人并获得更多收入，形成良性循环。

2. 放活分配机制，调动基层医务人员的积极性

近几年基层医疗卫生机构实施的绩效工资，虽然使得医务人员工资得到保障和一定增长，但是固定工资比例反而提高、活的部分下降了，相比之前，激励效应减弱了。在提高基层机构总收入水平的同时，也要放活分配机制，鼓励优劳多得，调动基层医务人员的积极性。这在我国基层机构人员素质差异很大的情况下尤为必要。这样才能鼓励基层机构提供服务，防止将病人推向大医院。同时，也要建立服务对象对基层医务人员的评价机制，根据评价结果实施激励和惩罚。

3.处理好基层公共卫生服务职能和医疗服务职能之间的关系

随着新医改以来基本公共卫生服务的全面均等化提供，基层被上级要求完成的公共卫生工作量增加很多，导致从事基本医疗服务的时间和精力减少，特别是对乡镇卫生院的业务影响很大。公共卫生工作很重要，但目前一些工作的成效很差，如健康档案等。建议调整和改进基本公共卫生服务的推进方式，与基本医疗服务紧密结合起来，保存和提升基层机构的基本医疗服务能力。

4.增加基层机构的药品配备，防止将病人推向大医院

我国2009年开始实施的基本药物制度规定基层机构只能配备基本药物。但不少基本药物品种与我国患者长期习惯的用药不一致，导致不少患者仅仅因为在基层开不到想要的药而涌向大医院。患者的用药习惯长期以来在一些医生的诱导下可能存在不合理的地方，这需要通过长期努力来逐渐扭转；在当前情况下，应当增加基层机构的药品配备，尽量满足患者的需求，防止把病人推向大医院。有些地区已经开始这么做，例如北京社区用药报销范围已与大医院统一，将根据需求增加配备药品。基本药物制度要继续坚持，但要更多通过增强其公共品属性来引导使用，而不是提出只能配置基本药物的管制性要求。

5.继续通过多种方式加快全科医生培养，为基层卫生服务职业提供职业发展路径

通过医学院校培养、转岗培训等多种方式加快全科医生培养，并加强全科医生团队建设。为基层全科医生、护士等基层卫生服务工作者提供各自的职业发展路径，为其提供更好的职业发展空间。

6. 全面推进家庭医生签约服务，鼓励竞争

从重点人群开始，全面推进家庭医生签约服务。签约医生可以是社区卫生服务中心（站）、村卫生室的全科医生团队，也可以是医生个人或合伙开的全科诊所团队，鼓励竞争。整合公共卫生投入和医保投入，实施按人头付费为主的支付方式，提高支付标准，并对健康管理、控费、转诊率控制做得好的基层机构和人员实施经济激励。

7. 针对基层医疗资源极度稀缺的地区，开展巡回医疗

针对部分医疗资源极度稀缺的偏远、落后地区，在短期内吸引人才、提升能力的难度较大，应由该地区的高层级医疗卫生机构开展巡回医疗，防止轻症患者被迫转向大医院就诊，也能够降低总体社会成本。

（二）明确功能定位，加快公立医院改革

我国公立医院改革推进艰难的一个重要原因是，基层医疗卫生服务体系较弱，公立医院"通吃"几乎所有类型的医疗服务，自身的改革动力不足。随着基层医疗卫生服务体系的壮大，公立医院改革动力将会逐步增强。公立医院改革也应短期和中长期举措相结合，短期应通过一些机制改革严格限制医院的规模和功能，中长期应彻底破除逐利机制。

1. 明确大医院功能定位，与基层机构错位发展

首先要严格限制医院的规模扩张，控制单体规模，切实抓好监管落实。不能因为大医院人满为患，就继续扩大医院规模，这样势必造成对基层机构的进一步挤压，也提高了医疗卫生服务的成本，形成恶

性循环。同时，建议降低常规门诊服务项目（基层机构能够提供的）向医院支付的价格，与基层机构一致甚至更低，从而使大医院没有动力开展一般性门诊服务，鼓励其集中力量从事专科服务和疑难病症。

2.持续推进公立医院筹资、薪酬及支付方式改革，破除逐利机制

要使公立医院恢复公益性，主动发挥在分级诊疗中的积极作用，仍要持续推进筹资、薪酬及支付方式改革。在筹资方面，有形成包括政府预算投入、医保支付以及个人自付在内稳定的筹资来源，主要通过技术劳务性服务而非药品、耗材、大型设备检查收费保障公立医院正常运行，对偏远地区服务收入较少的医院要给予额外财政补贴；在薪酬制度方面，要提高医务人员的合法工资水平，适当提高固定工资比例，所需资金应主要通过在保持医保基金向医院支付的总量不减少的情况下，通过实现合理诊疗、降低药品支出等节约的资金来解决。通过这些改革，彻底破除公立医院的逐利机制，发挥好其在分级诊疗中的应有角色。

（三）强化区域卫生规划，形成合理布局

进行良好的区域卫生规划，形成医疗卫生机构和服务能力的合理布局，是实施分级诊疗的基础条件。虽然我国引入区域卫生规划已有多年，但实施不力。今后要进一步强化区域卫生规划。

1.区域卫生规划要打破所有制和隶属关系的分割，实施覆盖全域的规划

必须将非公立机构纳入统一的区域卫生规划，不能区别对待。同时，要加强各级政府、不同部门之间的协调，打破条块分割，对区域内有不同隶属关系的卫生资源统一规划。

2.进一步严格控制医院的规模和能力

不仅要控制医院的单体规模，也要对医院的科室设置、大型设备添置等予以审核管理，使其符合功能定位，限制其进一步扩张。

（四）建立一个多层次、低成本的康复体系

我国目前的康复服务大多由医院提供，不利于分级诊疗，成本也很高。考虑到我国的国情，亟须建立一个以专业康复机构、基层医疗卫生机构为主体的低成本康复体系。

1.明确各类机构在康复体系中的功能定位

康复服务的提供需要医院的参与，但不应该是主导。疾病急性期的康复早期介入主要在医院康复医学科，疾病稳定期患者系统、综合的康复治疗主要在专业康复机构，疾病恢复期患者的基本康复服务及家庭康复指导主要由基层卫生服务机构提供。按照这一功能定位，对我国康复体系进行规划。

2.将现有部分一、二级医院改造为康复医疗机构

政府在基建等方面给予资金支持。这种资金投入是完全值得的，独立的康复机构全面运行以后，相比医院，能够大幅降低成本，从而节省总体费用，也能更好地满足居民需求。

3.将独立康复机构提供的服务纳入医保支付范围

目前，独立的康复机构难以发展起来的一个重要障碍是它们提供的康复服务医保不予报销，医保只报销医院提供的康复服务。因此，在确定一个合理的服务目录后，要将康复机构提供的服务纳入医保支

付范围，当然也可以考虑用包括财政资金在内的其他资金来源共同支持这些服务。

与此同时，要加大康复医疗专业人员的培养力度，为康复体系的发展提供人力支撑。

（五）鼓励机构协作，促进形成正确激励

分级诊疗要求不同层级机构有明确的功能定位和分工，但协作也是必不可少的，这是实现连续医疗、提高医疗服务整体绩效的重要保障。

1. 鼓励不同层级医疗机构建立包括医联体在内的多种形式的分工协作机制

医联体建设，应重点鼓励发展区域内的医联体，对跨区域的医联体应予以限制，防止跨区域抢病源，反而不利于分级诊疗。同时，区域内应该有不止一个医联体，以保持竞争，防止垄断。

2. 借鉴历史经验，以医联体为基础实施划区就近医疗

借鉴我国计划经济时期划区分级分工医疗的做法，将一个区域范围内的各级医疗卫生机构组建为若干个医联体，以医联体为基础，实施划区就近医疗，无特殊情况只允许在选定的医联体内的机构就诊。我国医保全覆盖为实施划区就近医疗已经提供了良好基础。

3. 促进形成鼓励协作的激励机制

目前，我国医疗卫生机构之间主要是竞争关系，真正的协作很难开展。随着机构功能定位的进一步落实，这种状况会有所好转。与此同时，也可以在支付机制方面做一些改革，促进协作。例如对区域内

医联体实施整体打包付费，建立基层机构和大医院的利益共享机制，以提高基层利用率，促进双向转诊。

4.促进医疗机构与康复机构的协作

通过改革支付方式（如实行按病种付费等）降低医院提供康复服务，特别是疾病稳定期康复服务的积极性，推动医院将康复服务向外转移。在医院与康复机构之间建立良好的转诊关系。

（六）充分利用现代信息技术

现代信息技术能够为分级诊疗体系的建设提供很好的信息支撑。一是要加快实现基层医疗卫生机构与二、三级医院患者健康档案和电子病历的互联互通，为高效的转诊建立信息基础。二是要通过制定服务收费、费用报销等政策支持开展远程医疗，减少病人上转，并通过远程指导、培训等重点增强县级医院和中西部医院的技术能力。三是支持基于基层机构，利用可穿戴设备、移动设备提供实时的健康监测和慢病管理服务，以扩大服务人群、促进提供更具连续性的服务。

王列军　葛延风　执笔

参考文献

〔1〕葛延风，贡森.中国医改：问题·根源·出路.北京：中国发展出版社，2007

〔2〕匡莉，LiLi.全科医疗特征功能视角下分级诊疗的定义及制度层次.中国卫生政策研究，2016（1）

〔3〕世界银行，世界卫生组织，财政部，卫生计生委，人力资源社会保障部.深化中国医药卫生体制改革：建设基于价值的优质服务提供体系（政策总论），2016

〔4〕丁宁宁，葛延风．构建和谐社会：30年社会政策聚焦．北京：中国发展出版社，2008

〔5〕余红星等．医疗机构分工协作的国际经验及启示——基于英国、德国、新加坡和美国的分析．中国卫生政策研究，2014（6）

〔6〕曾耀莹．医联体思辨：专访江苏省镇江市副秘书长、市卫生局党委书记、局长林枫．中国医院院长，2013（8）

分报告四

医疗保障制度和分级诊疗

一、医保制度在分级诊疗中的作用

（一）医保制度在分级诊疗中的核心功能

医疗卫生领域最大的矛盾是个人对生命健康的需求与有限的医疗服务资源之间的矛盾。为了解决这一难题，各国的普遍做法是从成本效益出发，让合适的病在合适的地方治，实现国民健康水平提升的宏观绩效。这就是分级诊疗的目标。

要实现这一目标，就需要对供方、需方的行为都进行约束。从各国情况看，对供方的约束，除了通过行政方式进行干预外，通过医疗保障制度干预筹资和分配，对调整服务供给结构、控制供方行为也有重要作用。对需方行为的约束则主要通过医保补偿方式来实现。医疗保障制度在分级诊疗中的核心功能就是同时约束供需双方，实施费用控制，兼顾宏观绩效。

（二）医保约束供方的基本前提和主要手段

从国际看，为了约束供方，具体落实分级诊疗，一个基本前提是对服务机构进行分级。发达国家二级或二、三级服务体系基本上不能开设普通门诊服务，在服务范围上与基层服务体系之间有着明确的边界。作为例外，在分级诊疗中，急诊作为特殊通道，可以让患者自由择医，但由于通过急诊通道入院仍按照病情分级安排就诊，且费用差距拉大，从而避免了滥用急诊的情况。

对供方的分级，实质上形成了医疗供给结构，这是构建分级诊疗的基础。要实现供给结构平稳运行，就需要医保在筹资和分配方面发挥维护体系运行和动态调节的作用。因此，要真正实现有效的分级诊疗，不仅要完善医疗服务体系分级，也要通过医保制度对供需双方行为干预，二者缺一不可，而且能够相互促进。

医保对供方的约束的主要手段是通过支付方式调节供给行为，限制二、三级服务机构提供基层服务机构能提供的服务和过度服务，激励基层服务机构提供有效的服务，以提高服务的可及性和资金使用绩效。

（三）医保对需方的约束

从对需方的约束看，关键是合理约束个人在就诊转诊上的自由选择权。个人自由选择权过大，势必会对分级诊疗形成冲击，医保正是从控费的角度入手，约束个人自由选择权。具体来说，包括（是否合规就诊转诊）报销比例差异、（自由就诊转诊）不予报销等经济手段和强制手段（即使费用全部自付也不允许自由就诊转诊）。

值得注意的是，改革开放以来，在对国际经验的借鉴过程中，对于个人在就诊转诊方面的自由选择权存在认识的偏颇，往往把个人就诊转诊的自由选择权和参加何种医疗保险的自由选择权混为一谈，认为个人自由就诊转诊是国际惯例，甚至将其政治化为基本公民权利。从发达国家看，虽然各国个人就医的自由选择程度不同，但总体而言，无论实施的是通过一般预算筹资的国家卫生服务、社会医疗保险，还是商业医疗保险为主的医保制度，在个人既定的医保待遇中，自由选择权基本上都受到严格的限制。

（四）医保制度对供需双方实施严格约束的国际经验

从不同医疗保障制度典型国家经验如英国、德国和美国看，都对供需双方实施了严格的约束。

1.英国是国家医疗保障模式的典型国家，以税收的方式，通过一般预算筹资向全民提供医疗卫生服务，类似的国家包括加拿大等

英国国家医疗服务体系（NHS）对供方的约束主要有四点。一是实施全科医生首诊和双向转诊，全科医生收入主要来自"按人头付费"的签约费用，少量来自费用控制结余奖励，向上转诊过多会影响全科医生收入，从而激励全科医生提供高质量服务。二是大医院不设普通门诊服务，主要提供专科门诊、检查、手术和住院服务以及急诊。三是没有全科医生的转诊单，大医院原则上不接诊。四是公立医院采取预算制，各级医疗机构医护人员的薪酬均由英国国民医疗服务体系支付，社区诊所与专科医院、综合医院不存在利益竞争。NHS对需方的约束是除急诊外，原则上不允许越级就诊。

2. 德国是社会医疗保险模式的典型国家，医保制度为双轨制，以社会医保为主，约 86% 的人口参加法定社会医疗保险（SHI），11% 参加私人医疗保险（PHI）[①]

提供初级保健服务的主要是个人或合伙制开业医生，在总额预付制下按人头打包付费。其门诊服务体系里既有全科诊所，也有小的专科诊所，这是德国初级保健服务的一个特点。

以占主导地位的社会医保（SHI）为例，对供方的约束主要有五点。一是实施总额预付制，保险机构与一个地区开业医生集体谈判总费用，医生按服务点数获得收入，但设有最高上限，激励医生提供高质量服务，限制过度服务。二是对医院普遍采取 DRGs 支付，限制过度服务，促进双向转诊。三是除了出于教学科研目的的大学附属医院外，专科医院和综合医院通常不提供普通门诊服务。四是除了紧急情况，如果没有全科或专科诊所的转诊单，大医院不接受直接就诊。五是 2002 年成立疾病管理项目（DMPs），对疾病基金实行强制性参加原则，对患者和医师采用自愿参加原则，引导疾病基金及法定社会医疗保险的资源转向改善慢性病治疗服务的供给，从而促进向下转诊。

在对需方的约束方面（SHI），按照社保法规定，在一个报销季度之内，门诊签约家庭医生不得更换。由于门诊服务体系既有全科也有专科，因而德国没有严格的全科医生守门人制度，首诊既可以去全科诊所，也可以去专科诊所。

① Sarah Thomson, David Squires, Robin Osborn, Miraya Jun, 2013, "International Profiles of Health Care Systems".

3. 美国是多元化医疗保险模式的典型国家，医疗保险制度具有多元化的特征，既有大量商业医疗保险（有 1300 多家），也有覆盖特定人群的社会医疗保障（联邦医保 Medicare、医疗补助 Medicaid、儿童健康保险计划 CHIP、退伍军人医疗 VA 等）。在运营模式上，除 VA 外，Medicare、Medicaid 等社会医疗保险很多也采取了委托商业医保经营的方式。

以商业医保为例，对供方约束有两种基本模式：一种是医保签约家庭医生，按人头打包付费，并实施就医审查，家庭医生如果转诊过多，将会受到保险公司约谈，严重者会被解除合同，同时对大医院按 DRGs 包干付费；另一种是鼓励诊所和医院分工协作，有关保险机构对"医联体"打包付费，控费结余内部共享。此外，虽然医保没有要求，但是基层机构和医院有明确分工，医院一般不开设普通门诊。

商业医保对需方的约束主要有两种基本方式：或是需要家庭医生首诊和转诊，医院不接受自由就诊；或是允许越级就诊，但通过费用报销差距进行限制，有的甚至不予报销。

总的来看，各国经验有共性之处，一是对于供需双方来说，医保的供给水平和待遇水平都有严格限定，具有非常强的排他性。对于医保签约机构来说，服务提供有目录明确限定，而且目录包括了绝大部分服务，医保签约机构或是不提供目录外服务，或是提供目录外服务但价格非常高；对于患者来说，无论是否可以自由选择哪种医疗保险计划，但是参加保险计划后，待遇就是既定的，而且要享受待遇，就必须接受医保的约束，权利和义务是对等的。二是医保约束供方的关键手段基本一致：充分发挥初级服务体系的守门人作用，通过按人头付费等支付手段，让初级服务提供者提高服务质量，控制转诊；对医院采取总额预付、DRGs 等支付手段控制成本，鼓励下转病人；在初级服务体系和医院之间建立一种利益共享关系，鼓励其通过分工协作，寻求低成本的服务模式。三是医保约束需方的关键手段都是硬性的约束手段，比如越级就诊不报销或者自付费也不接诊。

应该看到，各国经验的不同之处，与各国医学教育培养模式以及基层服务体系发达程度有密切关系。例如，英国有一支庞大的全科医生队伍，基层有较强的话语权；美国没有英国那么强大的全科服务体系，大医院和基层更多采取联合的方式。对于医疗资源城乡、区域差距非常大的中国而言，这都具有重要的启发和借鉴作用。

二、中国相关改革进展和主要问题

（一）相关改革进展

一是 20 世纪 90 年代末以来，我国出台了多项关于促进分级诊疗、提高基层服务机构利用率的政策文件，其中一部分也涉及医疗保障制度（见表 1）。

二是近年来全国大部分省（自治区、直辖市）已实现新农合和城镇居民医保的统一，部分地区开始试点三项医保统一管理。医保制度和管理的统一，不仅有利于提升医保管理水平，也为促进分级诊疗制度建设提供了支撑。

表1 分级诊疗相关政策文件中涉及的医保制度改革

	政策文件	要点	备注
1997	中共中央、国务院关于卫生改革与发展的决定	·要把社区医疗服务纳入职工医疗保险，建立双向转诊制度	—
1998	国务院关于建立城镇职工基本医疗保险制度的决定	·医保定点机构兼顾基层、专科和综合医疗机构； ·职工可选择若干定点医疗机构就医、购药	—
2000	卫生部、国家中医药管理局关于实行病人选择医生促进医疗机构内部改革的意见	·"病人选择医生"是让病人充分行使对医疗业务的选择权，是调整医患关系的重大改革； ·通过"病人选择医生"，将竞争机制引入到医疗机构内部各个环节； ·各级医疗机构要充分协助落实"病人选择医生"	"病人选医生"对我国医保制度产生了重大影响
2002	中共中央、国务院关于进一步加强农村卫生工作的决定	·新型农村合作医疗制度重点解决农民因患传染病、地方病等大病而出现的因病致贫、返贫问题	—
2006	国务院关于发展城市社区卫生服务的指导意见	·实行社区卫生服务机构与大中型医院多种形式的联合与合作，建立分级诊疗和双向转诊制度，探索开展社区首诊制试点； ·社区卫生服务机构逐步承担大中型医院的一般门诊、康复和护理等服务	第一次在国家文件中提出要建立分级诊疗和双向转诊制度，探索社区首诊制度试点
2006	劳动和社会保障部关于促进医疗保险参保人员充分利用社区卫生服务的指导意见	·参保人员要选择定点医疗机构； ·有条件的地区，可探索直接与社区医师签订服务协议的定点管理办法； ·在有条件的地区，要配合探索建立双向转诊制度和开展社区首诊制试点，以及适当拉开医保基金对社区卫生服务机构和大中型医院的支付比例档次	—
2007	国务院关于开展城镇居民基本医保试点的指导意见	·将符合条件的社区卫生服务机构纳入医疗保险定点范围； ·对参保居民到社区卫生服务机构就医发生的医疗费用，要适当提高医疗保险基金的支付比例	

	政策文件	要点	备注
2015	国办关于城市公立医院综合改革试点的指导意见	·2015年底前，试点城市要明确促进分级诊疗的医保支付政策，对没有按照转诊程序就医的，降低医保支付比例或按规定不予支付； ·完善不同级别医疗机构医保差异化支付政策。适当拉开不同级别医疗机构的起付线和支付比例差距，对符合规定的转诊住院患者可以连续计算起付线	—
2015	国办关于推进分级诊疗制度建设的指导意见	·发挥各类医疗保险对医疗服务供需双方的引导作用和对医疗费用的控制作用； ·推进医保支付方式改革，建立以病种付费为主，按人头付费、按服务单元付费等复合型付费方式，探索基层医疗卫生机构慢性病患者按人头打包付费； ·将符合条件的基层医疗卫生机构和慢性病医疗机构按规定纳入基本医疗保险定点范围，主要目标是鼓励利用基层	第一次在国家文件中就分级诊疗制度建设提出全面、系统的指导意见

三是在一些地方的分级诊疗改革试点中，将医保的杠杆作用作为重要的约束机制，对相关改革发挥了重要的引领作用。比如，青海省2013年改革试点中规定，如不经机构转诊，基本医疗保险不报销医疗费用。又如，甘肃省2014年改革试点中，新农合规定了只能在县级医院、乡镇及社区卫生中心治疗的病种。允许转诊的，2016年报销20%，2017年及以后不报销；同时，县区级医疗机构每外转一例病人扣减1000元，乡镇、社区机构为300元。

（二）存在的主要问题

1. 保障重点有偏差

其一，对"保基本"重视不足，虽然强调保基本，但很多具体政策仍倾向于保大病、保住院。比如，基层门诊设有起付线和上限，又没有建立基层门诊统筹制度，很大程度上限制了群众利用基层的意愿；又如，新农合的制度设计出发点是"保大病"，但在实践过程中，有支付能力者对新农合的利用率更高，造成了实质上的逆向分配；再如，近年来在"保大病"偏好影响下实施的大病补充保险，各界对其作用争议较大。其二，基层公共卫生和基层医疗服务分割，资金、考核方式不一，医保报销范围设定也有偏差，比如，康复服务直到2015年才开始在政策文件层面纳入医保报销范围，相关资金因没有统筹使用而效率不高，且针对个人的健康管理、康复服务还没有纳入。其三，对"强基层"方针落实不力。基层医疗机构药品配置受医保药品目录和基本药物目录限制，药品过少，且品种中中药占比过高；服务范围也受到很大限制，以往基层能提供的一部分专科门诊和手术都不让做，基层积极性受影响。

2. 医保对供方和需方都没有发挥好激励约束作用

就对供方的约束而言，一是对不同层级医疗服务机构的服务内容缺乏清晰限定和明确边界，对落实基层首诊、急慢分治造成了阻碍。二是对基层机构仍采取按项目付费或简单的收支两条线管理，且同样的基本服务项目定价明显低于大医院，没有调动起基层机构在疾病预防、健康管理以及控制转诊方面的积极性。三是医保对大医院开展普通门诊服务几乎无制约手段，按项目付费的支付方式使大医院开展普通门诊服务有很高的"利润"。目前一些地方在住院方面推进 DRGs 或按床日付费等，但由于医保只是管理目录内费用，医院有足够的空间提供目录外服务，且有动力收治轻症病人。四是现有的医疗服务体系布局和医保定点管理方式，使得医院普遍没有形成相对稳定的服务群体及收入预期，"抢病源"尤其是抢基层医疗机构病源成为普遍行为，而且有愈演愈烈之势。

就对需方约束而言。一是三项医保对基层首诊基本都没有明确要求，对患者自由就诊、自由转诊普遍缺乏硬性的约束。二是医保的经济杠杆也没有用好：一方面，大医院和社区医疗机构、二级医院的报销差距很小，加之可高不可低的福利刚性，差距很难再拉开；另一方面，随着居民收入的提高，在一定程度上也抵消了报销差距的影响。三是部分地区门诊统筹设定的年度最高支付限额较低，且大量流动人口异地就医门诊费用不能报销，进一步降低了患者利用基层服务机构的意愿。

3. 能力建设存在短板

首先，和发达国家相比，双向转诊的标准体系建设及临床路径管理总体上非常薄弱，还没有形成统一、科学的双向转诊标准体系，临床路径制定还不够完善，且缺乏监督落实的体制机制。其次，医保付费方式改革面临一系列制度和技术难题，按床日付费、DRGs、总额预付等付费方式还远未得到全面推行。最后，与国际先进水平相比，我国医保管理机构在绩效评估和管理能力上的欠缺仍然很大，信息化和数据处理分析能力也还很不足。

4. 改革方向存在理解偏差，改革动力也还不足

其一，给予个人在就诊转诊上的自由选择权在一个时期曾被当作

医保"主要成果"之一，一些地方对改革方向存在理解偏差，一段时间内还将扩大医保定点机构选择范围作为改革重点来推，事实上在自由就诊转诊上形成了"民粹化"的倾向和路径依赖，这就导致实施规范化分级诊疗的改革难度越来越大。其二，对控制大医院从事普通门诊，卫生部门缺乏动力，医保部门缺乏有效手段，医院也普遍不合作。

三、改革思路

（一）目标

分级诊疗的理想目标是构建一个服务可及、费用可控、宏观绩效好的医疗服务体系。医保在其中的作用就是对供需双方进行激励约束，提升宏观绩效。

医保更好发挥激励约束作用，包括以下重点：一是加快保障重点调整，突出"保基本"，切实提升基层服务体系利用率，实现关口前移；二是必须采用综合手段，激励和约束供需双方充分提供和利用基层服务；三是加强横向整合和纵向整合，通过医保的购买服务和经济杠杆，打通服务分类和服务体系层级，提供全链条的健康管理、疾病治疗及康复的连续服务；四是促进信息的标准化和互联互通，提升数据分析处理能力，为医保提升精细化管理水平提供支撑。

（二）总体思路

分级诊疗是一个设定的理想状态，要实现分级诊疗，需要同时从服务体系和医疗保障制度两端发力。在两者之中，更重要的是服务体系要有明确的分工定位。医保很重要，但不是"万能"的，主要依靠医保作为"倒逼"服务体系分级、形成分级诊疗的手段，甚至取代最必要也最迫切的服务体系改革，这个思路是有问题的。从当下看，如果医疗保障资金能够对基层尽量给足，并通过支付方式改革充分调动积极性，让基层服务体系能够以"滚雪球"的方式健康发展，可以更好地促进服务体系的重构，为更好推进分级诊疗奠定基础。

从我国具体国情出发，考虑我国医疗资源配置和服务体系建设的实际状况，扶持和提升基层服务体系，总体上有两个大的改革思路。一个是继续坚持"强基层"的基本方针，一方面限制大医院开展普通门诊和非疑难杂症住院服务，另一方面逐步夯实基层服务体系，在基层服务机构布局和能力都能"接得住"的时候，在普通门诊上实现基层服务体系对二、三级医院的替代（二级医院也可以向康复医院等转型）。另一个是走医联体的改革路径，但要打破目前医联体主要是大医院扩张"抢地盘"的模式，而是区域内对医联体按人头打包付费，医联体内部人、财、物管理方式统一，人员薪酬一体化，且医联体不许跨区接诊。

考虑到我国城乡差距大的客观国情，改革过程中应分城乡综合施策。对于医疗资源高度密集的城镇地区，医联体是较为可行、短时间内可能见效的改革路径；对于缺乏医疗资源，特别是人力资源短板突出的农村地区和边远地区，加强基层服务体系是必须持之以恒的改革路径。

从改革路径看，增量改革更加切实可行。在"强基层"的过程中，无论是医保支付资金的增量，还是相关财政投入的增量，都应将提升基层筹资规模占比作为重点，确保医疗筹资的增量重点用在基层体系建设上。考虑到基层个人实际支付比例仍然较高，在限制目录外用药、检查的前提下，医保筹资水平提升部分向鼓励利用基层的报销比例差异倾斜，仍然有较大的调整空间。

在分级诊疗改革及医保作用方面，关于基层能不能"接得住"，是一个热点问题，也是影响到整个改革思路的重要问题。总的来看，以认定基层能力过于薄弱、当前及今后相当一段时期都"接不住"的意见居多。客观地看，目前相关改革很难进入深水区、基层总是"强"不起来，一个重要的思想阻碍就在于过于强调基层能力"薄弱"，既没有看到基层的能力相对于计划经济时期已经有非常大的提升，也没有看到所谓的"薄弱"往往对标的是东部沿海城市特别是一些特大城市、大城市的尖端前沿医疗技术能力。对基层能力过高的要求，不但与国际普遍做法相违背，而且也与我国经济发展水平存在脱节，对整个改革深层次推进也势必造成阻碍。相对这个问题而言，基层激励机制不到位影响更大。对基层而言，既需要经济方面的激励，在筹资、分配上推进改革，特别是基层人员薪酬要有竞争力，这就需要综合性的改革，医保在其中有重要作用；也需要价值方面的激励，基层医生能够吸引病人上门、能留得住病人、医技能够在实践经验积累中不断提升，这也需要体制机制改革和医保的配合。

（三）改革的切入点

切入点之一是全面实施门诊统筹。取消个人（家庭）账户，将有关资金用于门诊统筹；在明确界定基层服务内容和范围的基础上，取消门诊统筹报销限额。在实施门诊统筹的同时，对大医院开展基层机构能提供的相关服务逐步降低报销比例，直至全面自付。

切入点之二是全面实施家庭医生签约服务，稳步推进社区首诊。首先，基层医疗卫生服务逐步从偶遇式走向签约式，提高服务的连续性、医患信任度和服务质量；医保对签约服务采取按人头付费方式，保障基层机构筹资的稳定性。其次，完善基层机构和家庭医生与大医院的协作机制。初期可考虑建立稳定的转诊通道，保障机构转诊的优先权，同时对经基层首诊和未经基层首诊的患者采取差别化的报销比例。中长期发展方向则是在基层能力逐步强化的基础上，引入硬性的经济手段（未经转诊不予报销）或强制手段（未经转诊不接诊）。

切入点之三是改革支付方式，提升基层机构积极性。其一，确保基层机构筹资的稳定性。以基层服务体系人员获得有竞争力的薪酬为核心，结合服务范围、服务人数等，以倒推的方式确定基层医疗卫生服务的筹资水平。确定基层筹资水平后，应综合利用医保资金、财政资金、患者支付资金实现稳定的筹资，并在医疗服务体系筹资中优先划定份额。其二，完善对基层机构绩效的考核方式。可充分借鉴国际经验，探索建立以结果和满意度为导向的评价机制。其三，建立对基层机构控制转诊和费用增长的激励机制。比如，以历史和本地区平均转诊率和发生在高层级医疗机构的医保支付费用为基数，所节约费用较大比例用于奖励基层机构。其四，为鼓励双向转诊，基层所提供的康复护理费用建议逐步纳入医保报销范围。其五，以稳定筹资、提供有竞争力的薪酬为原则，对基层服务价格进行核算，控制和缩小三级医疗机构提供同等服务的价格差，直至二、三级医院与基层医疗机构同等服务同一价格。其六，在政府部门严格、合理设定自费项目内容、收费标准和收费上限的前提下，允许基层机构提供上门服务、定制服务等收费项目，有关收入可由基层机构自行支配。

切入点之四是逐步限制大医院开展普通门诊和非疑难杂症的住院服务。一是逐步降低医保对大医院开展基层能提供的门诊服务的报销比例，扭转目前医院级别越高门诊服务费用就越高、不是促进而是阻碍分级诊疗的错误导向。二是对基层机构能够提供的诊疗服务项目，大医院和基层机构、二级医院应该统一价格。三是稳步推进DRGs，在推进过程中，应明确限定个人自费项目的比例和限额。此外，还应明确，这些限制并不仅限于公办或民办的大医院，社会办医的不同层级机构也应一体纳入。

切入点之五是完善病情分级标准和急诊规范。一是参照发达国家经验，结合我国实际情况，建立和完善一套统一、细分、可操作的病情分级标准和急诊规范，并由专门机构或部门负责监督标准和规范的执行情况。二是可充分借鉴国际经验，明确即使走急诊通道也必须根据病情分级确定接诊顺序，并通过经济杠杆惩处滥用急诊的行为，在制度上堵漏洞。

（四）推进改革中需要重视的若干问题

一是医保对需方的控制不会一步到位，要循序渐进，这是一个改革实践中已经遇到的问题。我国医保对需方缺乏控制、需方自由就诊转诊的局面是长期形成的，想要改变患者就医模式和习惯，不可能在短时间内一步到位，还是需要逐步引导，而且非常有必要在全面推行机构或医生转诊之前设置一个过渡期。在这个过程中，鉴于目前患者自付比例仍然较高，运用经济杠杆仍有一定的空间；在过渡期应当给予患者一定的选择权，选择让患者更容易接受的改革路径，目的是平滑过渡，比如甘肃分级诊疗试点就设置了过渡期；同时，在健康教育方面加大力度，帮助患者树立理性的生命观健康观。在逐步强化对需方约束的过程中，还应把握一个基本原则，要将对需方和对供方的约束结合起来，相辅相成、相互促进。

二是商业医保的问题。商业医保的市场空间和业务边界在哪里、如何避免营销费用占比高带来的风险，一直是困扰我国商业医保发展的难题。要解决这一问题，核心是社会医保和商业医保要划定清晰的界限。社会医保的核心目标是保障公民人人享有基本医疗卫生服务待遇水平，制度目标必须突出保基本；在调整机制方面，应完善药品和诊疗目录及待遇标准等调整机制；在制度整合方面，应稳步提升对中低收入群体的保障水平；同时，还应强化对服务系统的监管能力。社会医疗保险保障范围之外的多样化、个性化需求，则应鼓励通过商业健康险提供，同步推进 DRGs 和支付标准、个人自付部分设限额或比例等改革。

商业医保强化自身能力建设也是一个改革重点。首先，商业医保应明确目标定位，核心是发挥对社会医保补充作用，更多针对多样化需求，对落实分级诊疗提供有力的支撑。业务应主要向三个方面拓展：从横向看，提供基本医保目录外的诊疗项目和药品保障；从纵向看，对现有基本医保目录内个人自付部分提供二次分担；此外，针对中高收入群体提供高水平保障、针对特殊群体提供特殊保障。商业医保机构应结合服务重点，与不同类型健康服务机构实现深度合作、利益共享，实现降本提质增效。其次，调整产品结构，降低定额赔付的大病保险比重，大力发展按比例赔付的医疗险，积极探索康复保险及其他健康险。此外，根据党的十八届三中全会决定精神，在社会医保的经办层面，还应积极探索社会医疗保险与商业保险机构之间的合作，这是商业医保可以发挥作用的一个重要领域。

三是康复体系及长期护理保险的问题。缺乏康复护理体系、大医院向下转难是当前整个服务体系的一个突出短板，造成本应转入康复护理体系的病人滞留或反复占用大医院，不但花费很多、资源消耗很大，而且大医院提供康复护理服务也不专业，宏观绩效很差。我国医保筹资水平低，有一个良好的康复体系，则可以在很大程度上降低医疗成本，提升健康产出。从医疗服务供给侧改革看，按照降本增效的原则，应将构建和完善康复护理体系作为重点，采取纳入医保报销范围等举措，鼓励基层提供疾病预防、康复护理等符合基层功能定位的适宜服务，鼓励有条件的二级医院整体转型为康复医院或以康复为主的综合医院，这是一个推进医养结合、实现低成本应对老龄化城镇化相关疾病负担的关键举措。为了促进服务的横向一体化，医保选择定点机构时，应着重服务的连续性，确保不同类型服务能够无缝衔接。

在康复护理体系建设方面，中国要不要建立、如何建立长期护理保险，是近年来的一个热点话题。和德国、日本等长期护理保险制度典范国家相比，中国也面临了类似的老龄化、少子化等挑战，因而主张建立类似保险制度的呼声也较高。客观地看，虽然长期护理险有需求，但如果性质是商业保险，必然面临老年人群购买力不足的难题；如果性质是社会保险，因其高成本和高费率，相对于我国的经济发展水平来说，制度可持续性将是一个很大挑战，事实上，建立时已迈入发达国家行列且精细化管理水平高的日本介护保险制度，也已经面临可持续性的问题。要解决老龄化疾病负担问题，切实可行的办法并不是建立相关保险制度，而是通过康复体系建立低成本的服务模式，并纳入医保报销范围，推进分级诊疗、急慢分治。

四是流动人员异地就医的问题。流动人口异地就医特别是异地门诊不报销，是大医院人满为患的一个重要原因，这是当前相关改革还未真正触及的一个难点。从改革思路看，异地结算漏洞大、监管成本高，不如异地参保一次解决到位。关键是至少要在制度上"开口子"，允许流动人口异地参保。由此带来的补差问题，如能费随人走或流入地政府补贴更好；即使不能，也应允许全部由个人自费补差。

喻　东　执笔

下　篇

日本、英国、德国、泰国和美国
分级医疗系统中的“转诊和接诊”制度

背景和概要

　　1978年，中国颁布了"开放"政策，自此，中国从计划经济转变为社会主义市场经济。"开放"带来了经济增长，人们越来越富裕，对医疗卫生的需求越来越大。2000年中期进行的一系列改革为中国公民在基层和三级医疗机构享受的医疗服务提供了更多的政府补贴。中国的医疗系统以医院为中心，公立医院在中国提供超过90%的医疗服务，包括提供诊断、治疗和销售药物。为了确保患者公平获得医疗服务，诊断费用标准非常低，同时处方药和高科技医疗检查的费用相对更高。在目前的结构中，患者可以选择任何医生进行诊疗。一般公众认为"最好的"医生在三级医院，因此，尽管政府试图以经济刺激手段（较低收费／免共同付费、更多保险福利）鼓励市民到本地诊所或低一级医院就诊，但三级医院仍人满为患。与患者的自由选择相匹配的是范围极广的信息记录系统，从非常简单的电子健康记录到非常复杂的系统记录。在理想的情况下，电子系统记录患者的病史，同时记录付费信息（包括政府补贴、私人保险和患者自付费用）。此类由电子系统支持的系统能力允许在"分级"医疗系统中更多使用"理性医疗"方法，包括"转诊和接诊"。国务院发展研究中心社会发展研究部的研究人员正在考虑对现有医疗卫生系统进行改革，目的包括：①使公众对省级医疗系统特别是三级医院的需求保持平稳；②控制医疗卫生费用的上升幅度；③继续允许患者自由选择就诊医院；④支持分级诊疗模式，引导患者选择可提供高质量初始诊断的初级医疗机构；⑤在适当情况下支持根据患者的需要与其他级别的医疗机构进行转诊和接诊。国务院发展研究中心要求对 5 个国家（日本、英国、德国、泰国和美国）的医疗卫生系统进行研究，以分析可供中国医疗卫生系统改革者考虑的"转诊和接诊"的典型做法。

昆山杜克大学全球健康研究中心对这 5 个国家的医疗系统进行了分析，并提出了适用于中国现有的"以医院为中心"的医疗系统的重要见解。其他示范性案例要求建立更加分散的医疗系统，以使特定机构实现提高效率和节约成本的目标。一个重要的见解是，中国医疗专业协会和医院报销系统没有采用区分初级或基本医疗与专科医疗的分级系统。研究发现，大多数医疗系统在专科医生和专科干预（例如更高水平的诊断）方面有明显区别。通常称为"基本医疗"的内科或全科医疗也存在明显区别。分级医疗系统假设存在一个独特的设计，初级医疗系统具有自己的能力、科学文献、法规、系统结构和过程以及支付设计，与其他通常被视为"专科"医疗的服务将区别明显。日本、英国、美国和德国运作良好的分级医疗系统允许患者通过系统进行分流，提供不同水平的患者选择（包括经济鼓励／抑制），使其根据诊疗历史获得最为适合的循证医疗。患者在初级医疗和专科医疗之间可以切换。日本的经验还表明，改进的分级系统可以帮助专科医生减少用于诊疗轻微疾病的时间，专注于高强度、更为复杂的诊断和治疗，从而提高医疗质量和患者健康产出。研究还表明，若不同机构之间分工更加明确，例如诊所与专科医院之间的诊疗分工，将有利于本地医疗机构集中和提高卫生服务能力。例如，全科诊所可以具有高度复杂、高效和高质量的初级或全科卫生服务能力，但不必设计为多种疾病的需要提供所有卫生服务。其他医疗机构，例如专科医院，适于提供其他诊断和治疗。患者在必要时可以到专科医院享受适当的高于基本医疗诊所能力的下一级医疗服务。其他的国家级医疗卫生系统提供关于医疗卫生服务质量的公开信息。公开信息有助于患者选择所需的卫生服务，并对所接受高质量的医疗卫生服务更有信心。在没有这些信息的情况下，患者只能依靠"口碑"，不利于将患者合理引导到医疗卫生系统。

前 言

  本报告的目的是让读者深入了解 5 个国家（日本、英国、德国、泰国、美国）的医疗卫生系统在"转诊和接诊"方面的作用、过程、筹资、结构、系统和实践。这些国家的医疗卫生系统对应其各自国情和特点。虽然存在独特性，但是将这些国家各自的特征归结为一个通用模型还是可行的。罗伯茨模型有助于将系统结构、过程和结果分离开来，从而为患者、医疗服务提供者和付费者创造"转诊"体验（Roberts, Hsiao, Berman & Reich, 2003）。国务院发展研究中心社会发展研究部委托昆山杜克大学全球健康研究中心，描述和摘录这些国家的概况以及有关"转诊和接诊"的系统特征。这些国家的分级医疗结构包括示范性的结构、系统和过程，这些有用的例子可以帮助中国解决2016 年及以后将面临的医疗卫生系统挑战。

  这 5 个国家以及中国的患者经常会被"转诊"到拥有不同技能或提供不同诊疗服务的另一位医生；这位医生可能在数百公里外的另一个城镇，也可能在同一建筑物中的另一楼层正在为其他患者诊疗。在设计上，一些国家的医疗系统设法减少转诊次数，让"首次接触"的医疗服务提供者提供广泛的治疗和诊断，即扩展的基本医疗作用。默认或专门设计的其他系统允许患者选择特定的亚专科领域的医生（例如：外科医生、肿瘤学家、儿科医生等），同时采取与之相关联的一些鼓励和抑制措施（例如：不同水平的患者自付比例）。在本报告描述的医疗卫生系统内，医生不仅提供医疗卫生服务，而且作为"守门人"提供定量医疗：患者必须首先咨询他们，然后由其推荐其他类型的服务：这道门就是由基层医生来决定患者是否应接受专科服务。专科服务的定量配给是医疗卫生系统改革者在设计方面的一个选项，改革者可以考虑是否将其用于"转诊和接诊"。医疗卫生系统的外生因素是不断发展的医疗科学基础：新的诊断和治疗增加了疾病的科学知识，最终导致分级医疗的演变和变化。一些医疗系统比其他医疗系统更能接受这种全球趋势（Weisz，2006）。

关于医疗专科化的社会学发展，有大量文献可供研究。Leeming 的总结回顾表明，医疗专科化经历了 4 个成长路径：①新的知识和技术；②竞争导致团体对其工作进行组织和分工；③社会和政治影响；④医疗卫生服务的结构和组织（Leeming，2001）。这些观点都试图解释新的专科如何出现并创造了不同层次的掌握不同技术的医疗专业人员，竞争优势 / 劣势、社会 / 政治支持以及现有或新出现的可以促进 / 限制专科化发展的新医疗服务提供结构。它提供了关于本报告中相关国家之间存在显著差异的专科医生历史的见解和解释。我们另外提供了历史见解，帮助读者了解各国之间关于专科医生薪酬、监管和资质认定方面存在的差异。我们倾向于尽量减少关于历史和社会学的解释，尽可能多提供关于支付和保险机制方面的信息以及专科认知方面的信息。George Weisz（2006）指出：

> 专科医生自发地将不断发展的医疗工作划分为他们各自所属的类别。他们通过与作为其患者的个人以及构成其社会环境的团体和机构合作……专科逐渐开始遵守规则和行为模型——某些较为隐含，其他则相当明确——对有时颇为混乱的活动形式进行监管和标准化，这些活动最初盛行并决定了

专科内部竞争的范围和性质。

Weisz 描述了他对过去 200 多年美国、英国、德国和法国的医疗专科化所作的比较分析。我们的报告支持类似的见解，我们认为医疗专科化具有历史根源，它的出现早于 20 世纪出现临床研究知识高涨的时期。按照 Leeming 提供的专科化的四个视角之一，这种上升现象将随着知识和技术的扩展更为专科化。但其他观点还表明，专科化可以激发竞争，现有的社会和政治力量与新的专科化的形成之间并非步调一致，最后，医疗服务结构和实践可能不容易适应日益专科化这种趋势（Leeming，2001）。各国拥有的现有医疗卫生系统，包含了所有支持或反对日益增长的专科化的力量，因此，专科化的出现对于每个辖区或地区都有独特之处。

对于日益增加的专科化现象，还有另外一个也许是最为重要的反作用力：一部分医生要求对患者和患者健康采取整体性策略。Leeming、Weisz 和其他研究者发现，随着专科化程度的提高，导致了需求增长，这不是简单地基于经济学研究得出的结论，而是患者和医生的共同认识，即对于患者的单一专科视角必须重新整合到对于该患者的统一的整合视角。如果要实现有价值的健康产出，那些通过专科化被划分的更细和更深层次的见解必须进行重新整合。正如我们的研究将表明的，这种共同认识的形成也植根于经济学，这表明如果要在患者个体、社区和全系统层面实现成本管理，通常首先必须对成本更高的专科医疗进行管理，使之与综合性的基本医疗之间实现平衡。

我们在分析 5 个国家的"转诊和接诊"制度时，观察到了关于专科化的这些限制和独特历史。我们确定存在一个超越专科医生国界的广泛趋势，同时承认每个国家医疗卫生系统及其内部专科医生的形成和活动都是该国所特有的。

"……地方的专科医生群体在其周围形成了一个环境，该环境提供所需的资源，以确保客户、竞争对手、国家和公众承认他们作为专科医生所提供的专科知识和服务的价值"（Leeming，2001）。

Leeming 的观点是关于医疗专科如何形成并在这些促进专科化的力量需要新的响应之前维持其存在的基础性观察。

背景：医疗卫生系统独特性与通用模型

一、国家特色和医疗卫生系统

社会结构反映了一个国家的文化。医疗卫生系统尤其反映了一个国家的精神：我们以公民身份相互联系的方式、我们如何与政府联系、我们如何付费和接受医疗服务。可以说，每个医疗卫生系统都是特殊的，并且是由独特的历史、经济、政治、技术和社会学所产生的。然而，在分隔遥远的国家中和政府哲学中存在着反复出现的结构和类似的方法。我们看到医疗组织作为一种职业的相似之处，因为它反映了可以创造新的诊疗方法的全球科学活动；并在医疗实践中产生新的作用和能力。例如，由于非传染性疾病（如癌症）的增加，我们在印度的钦奈看到了肿瘤学家，就像在英国多佛、印第安纳州的印第安纳波利斯、德国海德堡、泰国曼谷、日本神户、中国昆山也是如此。但是未经诊断的患者如何进入医疗卫生系统并最终到达肿瘤医生的候诊室，各个国家的系统则有很大的差异。

在考虑对中国现有医疗卫生系统进行改革时，我们可以从这些国家的医疗卫生系统中吸取"教训"或者学习典型做法。对这些示例性实践必须进行大量背景化，以了解其所在的医疗卫生系统的嵌入式假设。在采用这一示范性实践之前，我们必须了解医疗卫生系统嵌入的文化现实。医疗卫生系统模型帮助我们确定结构和过程以及系统组件之间的交互作用。这些模型剥离了强化和约束医疗卫生系统绩效的国家特性，并反映其对某些目标的特殊偏见。以日本为例，Akabayashi和 Miyashi（1998）观察到：

> 日本人和美国人在健康计划方面的显著差异主要来自于与分配平等问题相关的伦理导向方面。日本直到半个世纪前还是一个经济贫穷的国家，相互支持是其社会规范，正义的基本概念类似于亚里士多德对正义的定义的第一部分。也就是说，对实际上平等的人们实行平等的待遇。这种平等的想法使得当基于按服务项目付费的全民医疗保险出现时，有可能忽略医生之间存在的技术和学术方面的差异。由于日本几乎没有私人执业，这种统一的支付系统使日本厚生劳动省比较容易控制医疗服务的成本。

采用医疗卫生系统的通用模型就可以描述出日本按服务项目付费的均等支付模式，但它无法揭示使基本医疗和高度专科化医疗的医生愿意获得同等报酬的文化精神，尽管他们的培训和专长可谓高度分化。我们将使用高水平的医疗卫生系统模型（Roberts等，《使医疗卫生改革走上正轨》），用一个模型来描述5个国家不同的医疗卫生系统。通过使用相同模型，我们可以更容易地判断出相关性和独特性：提取5个国家中各个国家关于分级医疗的示范性实践，特别是他们的"转诊和接诊"制度。

转诊是指患者按照医生推荐从一个医生、一个部门或一个建筑物转移至另一处，"接诊"是期望，有时是未被满足的希望，转诊患者的历史医疗信息将与患者一起转到提供接诊的医生那里，并且提出转诊的医生将看到由该名接诊医生创建的新的医疗信息。正如报告后面将会介绍的，支持转诊和接诊的另一个重要的支持结构是信息技术系统，它采集患者的医疗信息并存档，而且支持支付和计费系统。这些信息技术系统支持转诊和接诊，这也具有现代医疗系统的深层次特征：分级医疗。

在分级医疗中，我们首先定义了全科医疗水平，包括"内科""家庭医疗"或"全科医疗"。尽管这些术语并不准确，但在本报告所引用的文章中，通常被描述为"基本医疗"。在许多系统中，设计或默认就诊患者的第一接触者就是基本医疗专业人员。从最初的接触开始，患者可以被引导或简单地自主选择下一级或"更高"水平的诊疗，因此形成了代表诊疗水平的术语——分级医疗。

Matthew Ramsey 和 Tony Gelfand 认为，在 17 世纪至 18 世纪初期的法国，外科医生篡夺了各种"专科医生"的角色（例如分娩、身体各部位的手术都由不同的"专科医生"主持），外科医生将自己区分为具有专家级总结能力的"外科主任"，能够综合所有专家的不同专业意见。外科医生"实际上承担专科医生的职能"（Gelfand，1980）。因此，通过组织和认可，外科医生是我们在本报告中按现代语境描述为分级医疗或医学专业分化的首个示范（Ramsey，1988）。

应该注意到，这种隐含的或显性的分级体系并不总是受到医生本人的欢迎。支付系统和各种亚专科之间的声望竞争导致出现了社会态度，其中基本医疗被视为水平或知识有限。由于基层卫生工作者收入偏低且他们的工作从付费者①那里获得的报酬较低，这种"贬低"偏见变得更强。我们还注意到，在"全科"医疗中有一个持续的趋势：寻求全科医疗的专科化。例如，美国、英国和德国都有不同形式的后全

---

① "付费者"指医疗服务的购买者，可以是政府、私营保险公司或自付费用形式的患者。

科医疗培训，将普通医疗培训升级为类似于专科培训的水平（Weisz，2006）。通过额外培训的认证，某些情况下全科医生可以要求更高比例的保险报销，但作为一般规则，全科医疗的治疗和诊断收费水平要低于专科医疗（Weisz，2006）。

较低的付费比例强化了这一观点，即通常更昂贵的专科医疗也是更复杂的医疗，并且往往被推断为更好或更高级的医疗。事实上，很难在研究中证明专科医疗是否会带来更好的患者疗效。由于分级医疗和专科医生组织方式的变化以及由于患者需求的复杂性和变化趋势，分级医疗存在混杂的内生性，使得难以在分级医疗实践和患者预诊后之间形成确定的联系。有证据支持这样一种观点，即没有管理的专科医疗可能被过度利用，从而增加了系统成本（Gritzer 和 Arluke，1989）。医疗专业人员的分级体现在医疗卫生系统结构和过程中，也体现在本报告描述的大多数医疗卫生系统中；它反映了基本医疗与专科医疗之间在支付和服务收费方面的差别。由于将医疗服务组织成一个分级系统，这些不同的支付和成本需要谨慎的医疗系统设计者或改革者仔细考虑如何有效地在基本医疗与专科医疗之间组织和配给所需的技能和成本。

二、分级医疗简史

外科是医学的第一个专科，或者更好地表述是"大多数专科医生来自外科"（Weisz，2006）。公元前 3 世纪的中国医生扁鹊被描述为既是"内科医生"也是"外科医生"。作为外科医生，他对人体的探索受到当时医疗技术的限制：使患者不敏感或者失去意识以允许他进入患者身体的麻醉剂。据报道，他进行胃切开手术时，给患者"鲁公扈"和"赵齐婴"服的药剂使他们失去意识长达 3 天（《扁鹊：创造奇迹的神奇医生》）。外科手术的进展与麻醉药的发现和发展密切相关，有了麻醉剂，外科医生就可以对患者进行手术。手术性质和麻醉剂的局限性到今天仍然存在，使外科医生的工作更有风险；需要采取比基本医疗更强的医疗干预。

纵观希腊、埃及到罗马的整个历史，特别是在文艺复兴之后，与"内科医生"工作脱离后，外科有了自己的创新步伐。外科先驱者必须挑战宗教和政治制裁，以允许他们揭示通常隐藏在身体内的疾病源。专科化从外科医生开始，后来是妇科医生和产科医生。例如，美国外科医师协会于1913年组成，作为北美外科医师临床大会及其支持性杂志《外科、妇科和产科学》的产物，《外科、妇科和产科学》于1905年开始出版（美国外科医师协会）。1800年，根据皇家宪章，成立了英国皇家外科学院（皇家外科学院）。亚洲外科协会成立于1975年，首次会议在新加坡举行。

除了外科手术之外，已经出现了许多以疾病为重点的医疗专科，包括肿瘤学和风湿病；患者群体特异专科如老年学、儿科；与身体机制相关的专科如血液学、产科；技术相关产生的专科如放射学、核医学。因此，分级医疗不是静态的，而是反映了科学发现的步伐。这些新的诊断、治疗和新的亚专科被纳入国家医疗卫生系统的速度对每个系统的意义都是特殊的。医疗卫生系统的国家特征和结构的一个方面是，对作为谈判或宣传单元的医疗卫生专业人员的组织。例如，在许多低收入国家，代表医生和护士的组织最初是反对发展"社区卫生工作者"的，他们不愿意快速认同这一新角色。从他们的专科视角来看，这一新角色训练不足，并且护士或医生的传统角色所承担的一些职责重新分配后分给了低薪且未受过良好训练的护工（"WHO，《卫生人力创新：应对健康危机，加快私营部门对人力资源的反应》）。面对卫生人力资源短缺，医疗卫生系统设计者或私营部门创新者欢迎或创造了新的角色，但也面临卫生专业组织的反对。因此，在专科化更高水平的极端层面，许多因素必须聚集于一个专科，与另一个层面的服务力度和专科化水平有所区分，从而服务于特定的患者群体或疾病类型。

三、改革者的医疗卫生系统模型

罗伯茨模型（2003）提供了一个 11 维结构，用于描述医疗系统的组成部分。该文本是为寻求积极改变或加强医疗卫生系统以实现新的绩效目标和公平的"医疗卫生改革者"编写的。这个 11 维模型是一个灵活的模型，用于描述复杂性和交织的过程，这也将在本报告中进行描述（见图 1）。

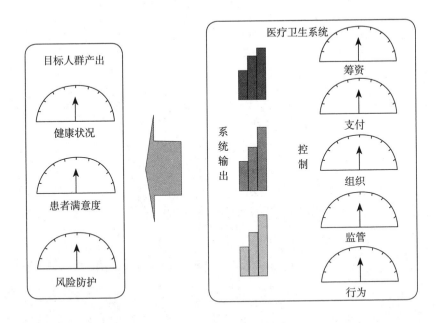

图 1 罗伯茨模型

医疗卫生部门的"控制开关"定义

筹资——为医疗卫生部门活动提供资金的所有机制：税收、保险收入、患者自付、收费机构及其优先事项的设计。

支付——向医疗卫生服务提供者支付的方式：医疗费、人头费和预算，这些支付方式形成了影响行为的激励机制。

组织——改变不同医疗服务提供者的组合及其角色和功能、运营方式的机制：竞争、分散：谁提供何种服务，互相竞争的对象和内容，管理和奖励系统，谁是风险承担方。

监管——国家为了改变医疗服务提供者、保险公司和患者行为而对其进行的制裁和强制措施（也包括自我监管标准），分为事实监管和法律监管。

行为——影响个人卫生健康相关选抉择的努力，各种说服教育方式：大规模禁烟的媒体宣传、为预防 HIV 而改变性行为、教育市民按照规定选择医疗服务提供者，等等。

注：各种因素互相影响——若一种因素发生改变，其他因素将受到影响。

医疗卫生部门的"控制开关"定义（中间绩效措施）

效率——"帕累托最优""单位产出最小成本""单位投资最大回报率"。

"服务的提供方式以及提供的服务种类……系统给定目标"——技术效率。

医院的日均医疗费用是否足够低？或者是否能够在可用的预算范围内为足够多的患者提供治疗？

"以正确的输出实现整体目标"—— 系统应为哪些患者提供哪些透

析或心脏搭桥手术，而非是否应当提供这些服务。

·质量——"特定情况下为特殊患者提供的治疗""质量＝服务数量""临床质量＝医疗技能和诊断精确，以及良好的治疗处置／诊断、治疗和医务人员的可获得性""服务质量"。

·可及性——有卫生服务需要的患者得到重要的医疗卫生干预的程度（为孕产妇提供适当的医疗卫生服务、生殖健康服务、经验丰富的医疗卫生专业人员接生）。

医疗卫生部门的"控制开关"定义：绩效目标

·健康状况——期望寿命和死亡率，按照接触传染、母婴传染、临产意外和营养不足分组的死亡原因，非传染性疾病、意外伤害、特定传染病（寿命损失或健康生命年损失）；千年发展目标指标：产前保健覆盖率，5岁以下儿童发热后接受抗疟治疗，计划生育需要未满足，避孕普及率，HIV感染晚期患者中接受抗逆转录病毒治疗的比例，各种结核病的发现率，痰检涂阳结核病的治疗成功率。

创建健康状况指标：优先疾病状况或人口因素、健康生命年损失的价值、公平问题。

患者满意度——患者按其自身意愿作出的满意度评价 —"付费意愿""满意度调查"。

·风险防护（指标）——常见儿童感染的免疫接种（新生儿破伤风预防，1岁幼儿免疫接种白喉、破伤风和百日咳（DTP3）、乙肝和乙型流感嗜血杆菌疫苗，1岁幼儿以及5岁以下儿童麻疹预防），为5岁以下儿童提供经杀虫处理的蚊帐，6~59个月儿童接受维生素A补充，不安全的饮用水和缺乏卫生设备，住宅内使用固体燃料，新生儿出生体重不足，新生儿喂养不当，儿童营养不良。

·体重超重或肥胖，过度饮酒，吸烟，不安全性行为。

我们使用这个模型来组织下述国家报告。

四、医疗的铁三角

由于医疗服务提供者在对新的临床科学创新进行响应，患者也在了解这些新的模式并寻求满足其医疗需求的模式。我们希望建立一个具有某些转诊和接诊特征的医疗卫生系统。首先我们必须承认，当我们追求实现高质量、易获得且所有人负担得起的医疗的三大目标时，医疗卫生系统在设计层面具有独特的约束性。与任何其他服务不同，医疗卫生服务是一种独特的、有限的资源，消费者应予以高度重视。

一个人的健康状况无论是好或坏，都具有高度的价值，因此患者想要避免不良健康状况并实现或保持良好的健康状态。基于患者的支付能力，患者常常会为自己和亲人支出大量资金，以避免患病和寻求健康，对医疗卫生服务的需求很高。有些人认为（见下文）这种需求不能得到满足。患者享受医疗卫生服务的机会可以增加，但对医疗卫生服务的需求可能是无限的，因此永远不能真正得到满足。

医疗卫生存在风险。患者在接受治疗和诊断时可能受到伤害。我们要求医生遵循伦理原则，不仅追求使患者受益，促进患者健康，而且还要求"不伤害"（无邪恶行为）：时刻谨记不要伤害患者以求治好患者疾病。患者需要安全有效的医疗卫生服务，我们可以称之为"质量"医疗。对于患者个体和整个社会来说，医疗卫生可能价格高昂。如果从人群或社会层面考虑，医疗卫生的成本非常显著。我们对比了各国的国民生产总值中用于医疗卫生投入的百分比，然后衡量这些投资的回报率，例如平均预期寿命，每千个新生婴儿的一岁生存率等。我们称之为第三维度，即医疗卫生的成本或效率。

随着国家的经济增长，在医疗卫生方面的投资通常也在增加（Welzel，2013）。随着医疗成本的上升和医疗卫生投入占国内生产总值比例的增加，国家试图在减少医疗费用（整体和患者个体）与提高质量和增加可及性等互为竞争的目标之间寻求平衡。William Kissick 在《医疗的困境：无限需求与有限资源》（Kissick，1994）中介绍了"铁三角"概念，用于医疗卫生的三个竞争目标：可及性、成本和质量。他认为，由于对医疗的需求是无限的，而资源是有限的，任何医疗卫生系统结构或政策都难以同时实现全部三个目标。

如果我们接受 Kissick 的铁三角理论，就对医疗卫生系统改革者提出了一个巨大的政策挑战：转诊和接诊。如果我们寻求增加或制定关于转诊和接诊的政策，就是为了在成本、质量或可及性之间服务于某些选定的目标？也许我们寻求的是提高医疗服务质量和专科医疗可及性。这是一个合理目标，前提是专科医生可获得专科培训、诊断和治疗。但是，当我们将转诊和接诊的使用率增加到影响专科医疗费用时，就可能无法同时控制增加的医疗费用。相反，铁三角概念表明我们可以设法降低成本，同时增加对专科医疗的使用：明智和谨慎地使用这种"更高"水平和更昂贵的服务。但是，压缩或控制专科医疗转诊的系统可能会干扰到系统的整体医疗质量：已经做出的一些转诊决定并不是将患者转向更高水平的医疗服务。这是铁三角概念给改革者带来的挑战。Kissick 的概念当然不是绝对的：三重目标可以实现。但他的观点是有力而简单的：同时实现所有三个目标是特别具有挑战性的。

日本的医疗卫生系统

一、分级医疗、转诊和接诊的历史

1922 年，日本颁布了《医疗保险法》，并开始建立类似于德国的社会医疗保险制度。出于平等主义的信念，日本的社会保险制度确保患者获得医疗卫生服务是基于需要而不是支付能力。在 20 世纪 30 年代到 40 年代的战争期间，驱动全民健康覆盖的政治力量旨在改善入伍者的身体状况。20 世纪 50 年代到 70 年代，政治势力在第二次世界大战后期发生改变，试图建立一个福利国家。日本在 1961 年实现了全民健康覆盖。日本决策者优先考虑的是平等获得医疗卫生服务的机会和防止因医疗卫生费用导致贫困；其次是效率和质量（Shibuya et al, 2011）。

平等主义信仰深深植根于日本的医疗卫生系统，并且强调结果。Ohi 等人（1998）提供了一些来自日本历史的平等主义精神的证据。首先，在日本历史上，奴隶不是一个重要的经济实体。其次，古代日本的妇女与男子享有同等的社会地位，正如历史上记载的，日本妇女在 8 世纪有权继承土地。第三，在 1868 年的明治之乱平复之后，日本由武士、农民、工匠和商人组成的社会阶级制度被废除，在明治之乱平复十年后几乎不再存在。

平等主义精神也反映在医生的职责方面。日本的医疗卫生服务提供没有差别，最有经验的医生也不会得到最高报酬（Ohi et al, 1998）。Ohi 等人（1998）从结果平等的角度进行了这样的解释："最有经验的医生并非赚钱最多，是因为我们最终要实现健康国家的整体目标"。在日本，正义的概念类似于亚里士多德对正义的定义：对实际上平等的人们实行平等的待遇（Ohi et al, 1998，第 144 页）。因此，在日本的医疗卫生系统中，医生之间的技术差异被淡化，并且为此设置了统一的价格。

二、总体挑战和当前改革

在前言（2003）中讨论了罗伯茨模型之后，下面介绍的是日本医疗卫生系统面临的挑战和改革。

筹资

医疗保险主要是针对员工和社区提供。日本共有 3500 多个医疗保险计划。日本有三种类型的医疗保险：①公共部门员工及其家属享受的员工医疗保险；②国民医疗保险，或者为个体经营者和任何无资格享受医疗保险的患者提供的 Kokuho 保险；③ Roken 系统，这是一个专门针对老年人的统筹基金。

员工医疗保险进一步分为三类：① Seikan：政府管理的医疗保险，覆盖中小型公司员工及其家属；② Kenpo：社会管理的医疗保险，覆盖大公司员工及其家属。在日本有大约 1700 个 Kenpo 保险协会；③ Kyosai：覆盖公务员、私立学校教职工及其家属。

保险费根据保险计划而有所不同。公共资助的保险只需要少量保险费，而一些 Kenpo 保险计划的保险费可能很高。例如，东京的

Kenpo 计划每月保险费可高达 56000 日元（671 美元）。

日本医疗保险的筹资依赖于宏观层面的交叉补贴。Kenpo 计划覆盖更加年轻、健康和富有的员工，需要转移 1/3~1/4 的收入以弥补 Roken 计划的赤字。考虑到这一点，日本的社会保险制度超出了社会保险的传统原则，即每个社会团体应当支付自己的费用。另一方面，由于过去 30 年的经济停滞，Kenpo 计划也遭受经济损失。社会保险制度的这个弱点源于它主要依赖于雇员筹资，因此与国民经济的整体绩效直接联系在一起。覆盖更加健康和富有的员工的保险计划反对国家平等，因为这将导致更高的缴费（Ikegami et al, 2011）。人口高速老龄化和经济停滞对日本卫生保健筹资的财政可行性构成了挑战，但是其他可利用的选择（如提高税费或保险费）同样也在挑战日本医疗卫生系统的平等主义精神，被认为具有政治或道德风险。

支付

1959 年，官方统一制定了医疗卫生服务价格。医疗服务价格由官方统一的收费价目表控制，它是基于一个包括数千种医疗程序的点数系统。每个点价值 10 日元（0.12 美元）。价格管制一直是成本控制和机会平等的关键机制。国家收费价目表适用于所有患者，不论他们选择什么样的保险计划和医疗服务提供者。

在日本，医疗卫生服务是按项目付费（FFS）。因为收费由政府严格控制，所以按项目付费的支付制度刺激了医疗卫生服务数量的增加。日本医院和床位的数量高于其他高收入国家。2008 年，美国有 5815 家医院和 95.1 万张床位，而日本有 9200 家医院和 175 万张床位。在日本存在大量医院的原因是：一些医院床位被用作长期老年照护的替代品，在按项目付费和高强度照护的文化偏好背景之下，产生了强大的营利性激励，与美国或欧盟患者相比，日本患者向医生问诊的比例高得多。日本的医院还有一个特征就是，患者的住院时间较长。2008 年，日本的患者平均住院时间为 18.8 天，而美国仅为 5.5 天。

由于不允许医疗设备进行价格竞争，他们就在感知质量和测量质量方面进行竞争。采购高科技医疗设备进行非价格竞争。2008 年，日本有超过 43 台磁共振成像仪（MRI）和 97 台计算机断层扫描仪（CT），而美国只有 26 台 MRI 和 34 台 CT。结果高质量的设备通常有患者排长队，以寻求更高质量的医疗服务，而更低质量或者患者感知的设备也是同样的价格，与中国类似，日本的患者对"等待三小时看病三分钟"（Arai 和 Ikegami，1998）现象也颇有怨言。

组织

日本推行的提供无差别医疗卫生服务。诊所、综合医院、三级医院和医疗中心之间的作用和功能没有差异（Toyabe&Kouhei，2006）。公共和私人医疗服务提供者之间的作用也没有不同（Ikegami&Campbell，1999）。基本医疗医生和专科医生之间没有区别。没有区别的供方系统削弱了医疗服务提供者在卫生政策制定过程中的声音（Ikegami&Campbell，1999）。患者不需要在医疗机构中注册，并且在日本没有严格的守门人机制。

专科医生的数量比基本医疗医生（称为"全科医生"）更多。厚生劳动省并未将全科医生视为业务范围（Tokuda，2016）。大约三十年前，全科医生们首次试图获得政府的认可，但他们面临着多方反对，包括日本医疗协会。在日本，与全科医疗最为接近的专科领域是内科。Koike 等人（2010）查看了 1996~2006 年日本的国家医师调查报告，发现内科医生的比例从 1996 年的 30.2% 下降到 2006 年的 25.4%，年轻的医生不太可能选择内科作为其专科。

电子医疗记录（EMR）在日本没有得到广泛使用。2005 年，只有 17.9% 的拥有 400 张以上床位的医院和 6.3% 的普通诊所引进了 EMR （WHO、日本厚生劳动省，2012）。对于已建立 EMR 的医院，医院之间的互操作性较差。由于缺乏电子健康数据，卫生改革的进展缓慢。虽然许多研究人员建议日本应开始实施"诊断相关分组"（DRGs）改革，但是 DRGs 改革的支持者也不得不承认，由于缺乏成本数据和诊断数据，DRGs 改革的实施需要更长时间（N. Ikegami&Campbell，1999）。

监管

社会安全委员会是日本厚生劳动省内部的一个法定机构，负责制定关于质量、安全和成本控制方面的国家战略。中央社会保险医疗委员会也是附属于厚生劳动省的一个机构，负责确定保险福利。

日本医疗保健质量委员会是一个非营利组织，负责所有医院的认证和质量改进。然而它没有处罚那些质量绩效差的医院的监管权力。县政府负责医院检查。县政府有权处罚绩效不佳的医院。然而，Hashimoto 等人（2011）认为，检查标准仅根据《医疗法》规定关注每张床位配备的医生和护士人数或者结构方面的质量。如果医院不符合人力资源标准，它从政府得到的报销比例就会较低。此外，日本缺乏对质量的过程和结果方面的检查。

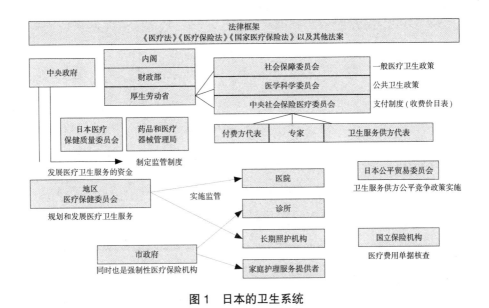

图1　日本的卫生系统

注：上表是日本复杂的医疗卫生管理系统的简单图示。

资料来源：R. Matsuda，立命馆大学社会科学学院，2015 年

行为

如上所述，小病患者倾向于去大医院，有时大医院与基层医院功能是相同的。2006 年，有一家三级医院报告说，60% 的患者未经转诊来医院就诊（WHO、日本厚生劳动省，2012）。自 1996 年以来，一些大医院开始对未经转诊的患者额外收费，但是这对减少咨询数量的作用甚微。

成本

日本医疗卫生系统被称为以低成本实现良好人口健康的范例。2008 年，8.5% 的 GDP 用于卫生保健，在经合组织（OECD）国家中排名第 20 位（Hashimoto et al，2011）。Hashimoto 等人（2011）从以下几个方面解释了日本卫生系统是如何涵盖成本的。

（1）住院医疗服务的利用率远远少于门诊服务。日本的床位周转率低（14.8/床/年，而 OECD 平均 43.6/床/年）。日本每张床位的医生和护士人数也较少（每 100 张床位 27.2 名医生和 117.3 个护士，而 OECD 平均每 100 张床位 99.8 名医生和 248.9 个护士）。日本的手术率约为美国的三分之一。较少住院服务是历史背景产生的，即医院是诊所扩建而成。另一个原因是三级医院和诊所之间的作用没有差别，三级医院的医生必须把更多的时间花在门诊服务上，而不是住院服务。

（2）政府严格控制的收费价目表。手术、药品和设备的价格由政府统一制订，每两年修订一次。日本的价目表使政府容易通过微观管理来控制成本。不仅控制价格，也控制用量。如果某一医疗程序大量增加，就趋向于通过价格调整降价（Naoki Ikegami&Campbell，2004）。计费须经同行审核，以检查是否与收费价目表一致。日本禁止平衡计费，并且禁止对不在费用价目表中的医疗程序和药物进行计费。

（3）医疗卫生技术的进步被认为是成本上升的主要因素。尽管日本的医疗卫生技术与其他发达国家处于相同水平，但 Ikegami 和 Campbell（2004）认为，这在日本不是一个问题。日本能够将成本控制在低水平的原因是其有严格的定价控制，这不同于美国的医疗卫生系统。同样，虽然日本的门诊量很高，但是每次就诊的费用较低（Ohi et al，1998）。

质量

每个县负责制定医疗卫生"愿景"计划，这是关于癌症、中风、急性心肌梗死、糖尿病、急救和农村医疗的质量标准。计划包括质量的结构、过程和结果指标以及实现高质量医疗的策略。

日本对医院的定义是，医院必须有超过 20 张床位。由于没有对医院的规模和扩张程度进行中央控制，日本的医院网络分散且质量参差不齐。例如，日本医院仅执行 107 次经皮冠状动脉介入治疗（PCI），这是美国心脏协会和美国心脏病学会推荐的良好疗法的次数的一半（Henke,Kadonaga&Kanzler，2009）。如果医生有机会实施大量手术，疗效会更好，但是日本医院的规模不足以使医生实现更好的疗效。2004年，日本胸科和心血管外科学会提高了住院医院手术量的认证标准，因此 47 个县中有 24 个县出现了通过认证的医院数量减少的现象。在这 24 个县中，手术死亡率下降，而手术数量并没有减少（Hashimoto et al，2011）。Ikegami 和 Campbell（1999）还认为，日本医院没有对资本支出的监管，在世界上，日本的 CT 和 MRI 扩散程度最高，导致高科技诊断分布较为分散，所做检查太少，医生难以开展高质量的工作。

日本的认证标准薄弱，无论是医院还是医疗卫生专业人员的认证都是如此。医院认证是自愿性质的。认证由一个名为日本医疗保健质量委员会的第三方非营利组织负责组织。有 1/3 的医院已通过该组织认证。医生必须通过国家考试才有资格行医，但他们不需要重新认证。

由于厚生劳动省没有将全科医生认定为一个专业，医学教育中缺乏全科医疗培训，所以年轻的医生被训练成为亚专科医生（Hashimoto et al，2011）。此外，日本医疗协会允许医生宣告他们希望从事的任何专科。经过培训之后，一部分青年医生继续留在亚专科，其余的选择到诊所工作，不再参加任何关于其他专科或家庭医疗的培训（Hashimot et al 等，2011）。

可及性

如下页的图 2 所示，如何获得医疗卫生服务似乎不是日本人民的主要关注点。此外，日本拥有全球最高普及率的高科技诊断（CT/MRI），因此日本人更容易获得高科技诊断。

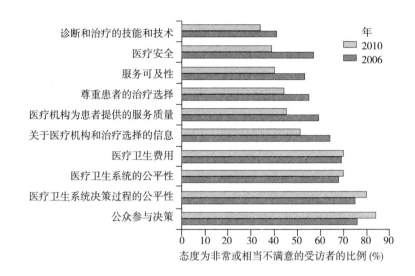

图2　日本人对医疗卫生系统不满的原因

资料来源：Shibuya et al，2011。

健康状况

在全球所有国家中，日本人的健康期望寿命最长，婴儿死亡率最低，其肥胖率在OECD国家中最低。虽然促成因素非常复杂并相互关联，但日本人的良好健康状况可以说主要是第二次世界大战后取得的经济成功、高水平的教育和低犯罪率、良好的饮食和生活习惯以及遵纪守法的文化传统所形成的（Arai&Ikegami，1998）（N.Ikegami&Campbell，1999）。

患者满意度

2010年，日本进行了一次民意测验（通过两阶段整群抽样，调查了1650人），询问他们对本国的医疗卫生系统有什么不满意之处。在

2006 年也进行过一次，因此可以比较这两次调查的结果（图 2）。很明显，如何获得医疗卫生服务不是日本人民的主要关注点。日本人民主要忧虑的是公众很少参与决策以及决策过程的缺乏公平性。自 20 世纪 90 年代以来，媒体报道的医疗事故吸引了许多公众的注意，并且对医疗卫生系统中的信息披露的需求一直在增长（Hashitomo et al，2011）。

风险防护

日本在第二次世界大战后建立了全面的公共卫生基础设施。1951 年颁布的《结核病预防法》促进了政府、行业和卫生专业人员之间合作实施每两年进行一次的筛查方案，并提供三年的带薪休假治疗。需要住院治疗的结核病发病率从 40 年代后期的 2% 下降到 1988 年的 0.01%。结核病死亡率从 1940 年的 213/100000 下降到 1982 年的 5/100000（Ohi 等，1998）。公众安全饮用水可及性得到改善，安全饮用水可获得性从 1960 年的 53.4% 增加到 1995 年的所有人口（Yoshikawa&Bhattacharya，2012）。

三、当前转诊和接诊改革

2015 年日本通过了《医疗卫生改革法案》，规定拥有 500 张以上床位的专科医院应当加强与社区卫生服务提供者之间的服务协调。

英国的医疗卫生系统

一、分级医疗、转诊和接诊的历史

转诊制度在英国已有近一百年的历史（Loudon，2008）。Loudon的研究发现，一方面工业革命带来了更多的疾病，另一方面技术发展则带来了更多的疗法和药物。二者推动了英国医疗卫生领域的变革。1887年，伦敦所有医院的门诊患者和由事故造成的住院总人数为129万。1982年，伦敦的门诊就诊率为274/1000。都柏林的比率最高，为489/1000，其次是利物浦、爱丁堡、布里斯托、莱斯特、伯明翰、纽卡斯尔、曼彻斯特和布莱顿。以上所有城市的门诊就诊率都高于伦敦。到1900年，伦敦医院平均每周收治4200名患者，即平均每天收治700名患者（星期日除外）。每个患者仅有不到一分钟的问诊时间（Weisz，2006）。1878年，不同组织发表的报告均表明，门诊部是如此嘈杂和混乱，使得医院面临崩溃。当时医院门诊服务是免费的，全科医生（GP）仅针对手术和处方收费。当门诊部充斥患者时，一些全科医生很难生存，有些甚至破产。到19世纪，医疗专业人员认为，应该限制门诊滥收患者，并建议"只有经医生证明需要特别考虑的病例才能收治成为门诊患者"。这是转诊制度的起源。最开始该制度的目标是确保全科医生的收入，但后来该系统证明其自身是基本医疗的基石。

根据国王基金会（2011a）的研究，1948年英国国家医疗服务体系成立之初，全科医生负责全体人民的医疗卫生，同时控制专科医疗的可及性。在早期，全科医生面临一些挑战，其中包括缺乏全科医疗的标准，缺乏激励医学生成为全科医生的措施，且全科医生在医疗领域相对孤立。大多数全科医生是单独执业，他们单独工作或者只与一个合作伙伴一起工作。20世纪60~70年代，全科医生在资源和职业化方面获得了更多的支持。1966年，英国针对全科医生的合同进行了修改。其中规定了全科医生服务人群最大数量为2000人，同时明确了为全科医生提供培训机会和工作人员支持。从那时起，全科医生的团队执业成为常态。1972年，全科医生的代表机构"皇家全科医学院"成立。从1976年开始，全科医生必须接受过三年研究生培训。1978年，随着《阿拉木图宣言》发表，疾病预防和健康促进也被纳入了全科医生的职责范围。在20世纪80~90年代，全科医生的执业受到更多的质量监督。皇家全科医生学院质量行动计划正式启动，用以检查和缩小临床质量的差异。自2000年以来，质量仍然是全科医疗的重点。卫生部部长Darzi勋爵在2008年发表了一份审查报告，建议国家医疗服务部门对医疗质量进行评估，并公布医院的质量绩效。

二、总体挑战和当前改革

根据前言中讨论的罗伯茨模型，下面将讨论英国医疗系统面临的挑战和改革。

融资

英国国家医疗服务体系（NHS）资金主要来自一般税收。英国国家医疗服务体系的预算是预先制定的。政府每三年制定一次有上限的预算。预算直接分配给基本医疗信托机构。英国国家医疗服务体系预算中约 80% 由基本医疗信托控制。预算分配取决于一系列公式，该公式考虑了该信托机构服务人群的人口特定特征、基线绩效、机构绩效与绩效目标间的差距以及其改进程度（Mossialos、Wenzl、Osborn & Anderson，2015）。

支付

2002 年之前，英国国家医疗服务体系与医院通过谈判达成"打包付费"合同。合同的制定基于之前的服务形式和当地成本，而服务的绩效未考虑在内。2002 年以后，引进了基于结果的付费模式（PBR）。在 PBR 模式下，二级医疗服务提供者所接受的补偿金额的计算基于其为每个接受治疗的患者所提供的服务。PBR 使用临床代码（医疗资源组，HRG）对治疗进行分类，每个代码都关联一个固定的补偿金额。医疗资源组类似于诊断相关分组（DRGs）。精神卫生、社区卫生、学习障碍和门诊服务仍然通过"打包付费"进行补偿（"《NHS England》The care.data programme"，n.d.）。

组织

2014 年，英国 7875 家全科诊所共有 36920 名全科医生，即平均每个全科诊所服务 7171 名患者，平均每个全科医生服务 1530 名患者。英国有 40443 名专科医生。2014 年，单独执业的全科医生的数量为 843 名，而拥有五名以上全科医生的全科诊所有 3589 个（Health and Social Care Information Centre，2015）。全科医生向二级医院转诊 930 万次。这意味着全科医生每 20 次诊疗中就有 1 次将患者转诊到二级医院

（国王基金，2011a）。专科医生可以在英国国家医疗服务体系特别设计的病房内或在私人诊所里自由提供私人诊疗服务。有 55% 的医生提供私人诊疗，但这一比例正在下降，因为公立和私立医院之间的收入差距已开始缩小（Mossialos 等，2015）。

关于全科医生的技术和能力，"皇家全科医学院"出版的《成为一名全科医生》（2007）中有所描述。在过去这些年，全科医生可以提供的医疗服务范围已经得到扩展。目前可提供的服务范围包括：筛查和免疫、健康促进、积极的疾病管理计划以及一些之前在医院和社区中提供的服务。全科医生在其工作中保持两个核心承诺——以患者为中心和整体性治疗。以患者为中心意味着"个体患者的优先事项必须得到承认和尊重，以便作出适当的临床决策——在随着时间的推移促进建立良好的医患关系"（King's Fund，2011a）。整体性意味着"在对患者的诊断和治疗决策完全反映了个人需要"（King's Fund，2011a）。

当前的趋势是，全科诊所越来越多，单独执业的全科医生的数量则相对较少。全科诊所的团队包括全科医生、护士、医生助理、健康服务助理、管理者和接待员。技能组合团队能够保证全科医生从非临床任务中脱身。这种趋势是为了响应日益增长的质量审查和每年人均诊疗率需求，该趋势已从 2005 年的 3.0 次 / 年增加到 2008 年的 3.4 次 / 年。

英国国家医疗服务体系中的每个患者都分配有唯一的编码。大多数患者的医疗记录是电子形式的。有些诊所运用计算机系统为患者提供预约服务。目前的趋势是，基本医疗服务、紧迫的和急诊服务将与 2018 年实现无纸化，到 2020 年，英国国家医疗服务体系体系内的其他服务也将实现无纸化（Mossialos et al.，2015）。

综合医疗：托贝案例

国王基金（2011）的报告《在托贝实现医疗与社会照护的整合》中描述了托贝区如何整合医疗服务和社会照护为老年人提供护理服务。托贝是一个小的单一议会区域，包括 Torquay、Paignton 和 Brixham 三个城镇。参与整合的政府机构有负责社会照护的托贝议会以及负责医疗的托贝基本医疗信托基金（PCT）。一个虚构的人物史密斯太太（图1），被用来说明患者所需的整合医疗。史密斯太太面临的障碍是，由于信息传递的延误和系统的复杂性导致她不得不接受重复的医疗检测且医疗服务延迟提供。图2显示了未来的整合医疗模式，其中医疗服务的提供简单而快捷。注意：如报告前言中所述，托贝是一个范例，用以说明在日益专科化的趋势与将患者看作一个整体这两种观点之间需要实现平衡。

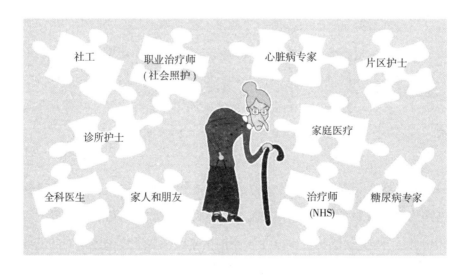

图1　史密斯太太

资料来源：国王基金：《在托贝实现健康与社会关怀的整合》，2011 年。摘自 https://www.kingsfund.org.uk/sites/files/kf/integrating-health-social-care-torbay-case-study-kings-fund-march-2011.pdf（2017 年 1 月 11 日访问）。

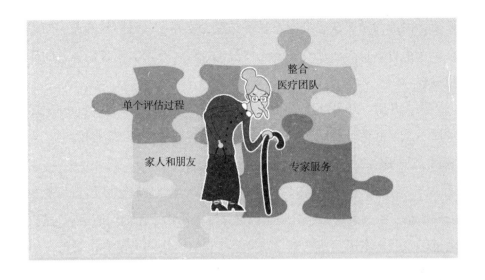

图 2　未来模型

资料来源：国王基金：《在 Torbay 整合健康和社会关怀》，2011 年。摘自 https://www.kingsfund.org.uk/sites/files/kf/integrating-health-social-care-torbay-case-study-kings-fund-march-2011.pdf（2017 年 1 月 11 日访问）。

托贝的布里克瑟姆镇于 2004 年被选为整合医疗和社会照护试点。议会管理下的社会照护和和基本医疗信托基金的由一个新任命的区域管理者管理。该管理者拥有有社会服务和家庭服务管理方面的金融背景，领导着一个由社会工作者和社区护工、物理治疗师、职业治疗师和社区护士及其助手组成的小组。整合医疗的亮点是引入了卫生和社会医疗协调员，他们的主要职责是控制转诊过程。该职位创建后，"所有转诊都由协调员负责，他们通过查询电脑和纸质记录，利用他们的知识和回忆，并设置自己的电子表格，能够确保提高信息共享水平"。卫生和社会护理协调员的设立也满足了全科医生的需求，他们要求"在区内提供咨询、信息和转诊的单一联络点，他们认为这将改善患者的就医渠道并使他们尽快得到回应……全科医生也想要拥有可直接联系的工作人员"。协调员能更快响应患者需要的变化。如果患者的需要改变，以前的做法是患者需要联系医疗专家并进入另一轮转诊，而现在协调员可以根据医疗专家的评估简化过程，并相应地改变患者的诊疗过程。

从一开始，托贝地区的社会服务分配就是按照全科医生的登记地址而不是家庭地址分配，这是托贝地区取得成功的关键原因之一，更有利于协调提供医疗服务。

协调员可以访问托贝的 IT 系统——包括获取住院患者信息和基本医疗信息。协调员的工作是基于数据共享的承诺，使他们能够从医院、全科医生和基本医疗信托基金获取患者信息。协调员不必接受正式的医疗专科培训，但他们与医疗专业人员密切合作。虽然一些医疗专业人员仍对其能力持怀疑态度，但大多数观察员同意协调员使整合医疗过程更加流畅。

整合过程并不顺利，但协调员的创建是一项关键的创新。托贝取得了以下成就，并于 2009 年成为政府整合医疗机构试点计划的 16 个试点之一。

（1）"每天平均占用床位数从 1998~1999 年的 750 张下降到 2009~2010 年的 502 张。

（2）65 岁及以上人口的急诊床位日使用率是该区域最低的，为每千人口 1920 张 / 日，而 2009~2010 年的平均值为每千人口 2698 张 / 日。

（3）75 岁及以上人口的急诊床位日使用率在 2003~2008 年期间下降了 24%，在同一时期为 85 岁及以上人口的急诊床位日使用率下降了 32%。

（4）医院之间的延迟转诊已经减少到可以忽略的数目，这种情况一直持续了好几年。

监管

卫生部承担对整个医疗系统的监管职责，但英国国家卫生服务体系的日常运行职责分属于英国国家卫生服务体系英格兰分部、英国国家卫生保健服务体系威尔士分部、英国国家卫生保健服务体系苏格兰分部和英国国家卫生保健服务体系北爱尔兰分部。英国国家卫生保健服务体系英格兰分部负责管理英国国家卫生保健服务体系预算，并负责监督 209 个地方临床调配组（CCG），并确保实现目标。医疗质量委员会（CQC）成立于 2009 年，是一个独立的医疗质量监管机构，负责规范英国的卫生服务质量。所有公共和私人医疗服务提供者都要向医疗质量委员会注册。

行为

2016 年 8 月，英国宣布将对含糖软饮料征税，并利用这笔资金支持健康计划，以遏制儿童肥胖（The Reuters，2016）。

成本

全科医生服务更便宜。全科医生的诊疗费用低于门诊咨询、急诊和救护车接诊。然而，英国的一些媒体报道了全科医生群体收入高且该群体内部临床质量具有差异性，给公众造成了全科医疗性价比低的印象（King's Fund，2011）。

质量

Foot、Naylor 和 Imison（2010）在以下四个方面对转诊质量进行了研究：

（1）必要性：患者是否在有需要的情况下被转诊？

（2）及时性：转诊是否未发生可避免的延迟？

（3）目的科室：患者是否第一次转诊就转到最合适的目的科室？

（4）转诊过程：从以下几个方面来看，转诊过程是否以高质量完成：

第一，转诊信件是否以可获取的格式包含了适当信息？

第二，患者是否可以选择转诊医疗的时间和地点并在知情的情况下做出决定？

第三，全科医生、患者和专科医生是否对转诊目的和期望疗效有共同理解？

第四，预转诊管理是否充分？

有证据表明，在全科医生办理的转诊案例中有很大一部分在临床上可能是不必要的。而有一些患者需要转诊，但医生并未推荐转诊。大多数全科医生在建议的时间范围内推荐转诊。然而，有证据表明，在一些领域，特别是癌症治疗领域，全科医生推荐的转诊往往超过了推荐的转诊时间。与外科相比，如何转诊到正确的内科科室在医疗专科领域遇到了更多挑战，尤其是肌肉骨骼疾病的转诊，因为医生往往不能确定患者是否应当被转到整形外科、风湿病科、理疗室或其他科室。

关于转诊过程，一些研究发现，一部分转诊信函不能提供足够的细节供专科医生对优先级和分类进行适当决策。一些研究还表明，患者不了解他们被转诊的原因，或者目的科室的医生不同意全科医生的转诊意见。许多研究还表明，如果患者被提供选择自己偏好的医院的机会，同时全科医生在转诊前提供更多的检查，会对患者的诊疗有益。

获得医疗服务

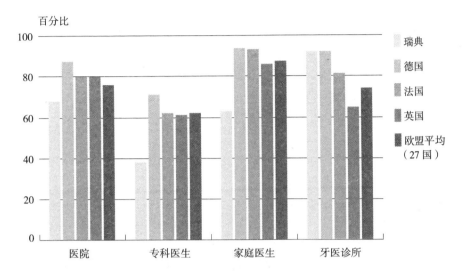

图 3　2007 年英国和其他欧盟国家中认为可公平或无障碍就医的公民百分比

资料来源：Eurobarometer 2007，引自：Boyle，2011。

图 3 显示了英国和其他三个欧洲国家的公民对医疗服务可及性的看法。英国人认为他们更容易获得全科医生和医院诊疗，但他们对专科医生和牙科诊疗的可及性有负面看法。

然而，欧盟国家中，英国每千人口的医生人数最少，低水平诊断技术（CT/MRI）导致候诊时间更长。1997 年，择期住院治疗的候诊名单中患者超过 100 万人。

政府随后提出了英国国家卫生保健服务体系计划，设定了以下情况的最长候诊时间：患者将能够在 24 小时内咨询到基本医疗的专业人员，在 48 小时内接受全科医生咨询，4 小时内得到救护车接诊和急诊，在 18 周内实施择期手术。图 4 显示住院候诊名单上的人数从 2000 年开始减少。

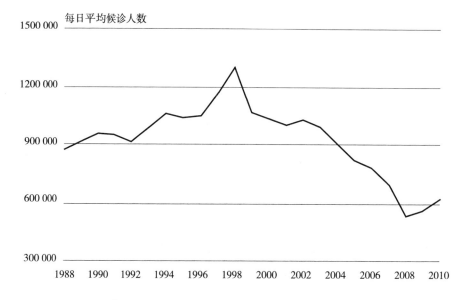

图4   住院患者候诊名单（1988.3~2010.3）

资料来源：英国卫生部，2010，引自：Boyle，2011。

健康状况

像大多数高收入国家一样，英国存在的主要健康问题是非传染性疾病。癌症和心血管疾病是死亡的主要原因。自 1988 年以来，英国的肥胖率增加了一倍以上，英国约有四分之一的人肥胖，明显高于经合组织（OECD）国家的平均肥胖率（15%）（Perlman&Fried，2012）。

患者满意度

一般来说，患者对全科医生的总体表现持满意态度。

评价						百分比
	2002	2005	2006	2007	2008	2009
优异	38	40	41	42	43	44
非常好	36	37	36	35	35	35

评价						百分比
好	17	15	15	14	14	13
一般	7	6	6	6	5	5
不好	2	2	2	2	2	2

图5　英格兰患者对急性住院服务质量的满意度（2002~2009年）

资料来源：英国医疗质量委员会（CQC）2010，引自：Boyle，2011。

图5是临床质量委员会2002～2009年进行的一项调查的结果，超过90%的人认为急性病住院治疗的质量好或更好。

根据Lakhani等人（2007）分析，患者提出的期望要求越来越高，包括：

（1）全科医生应更具有响应能力；

（2）更好的协调，额外的服务，更加重视健康促进；

（3）全科医生诊疗应当成为卫生保健服务的基础单元；

（4）患者和了解他们的全科医生之间存在的特殊关系应当受到保护。

风险防护

英国使用"公共卫生结果框架"来跟踪一系列公共风险，包括性传播疾病、儿童（例如麻疹、腮腺炎、风疹）和成人（例如流感、带状疱疹）等常用疫苗以及结核病和艾滋病毒的疫苗的接种（《公共卫生结果框架》）。英国的儿童接种率高于其国家目标（>95%），且与其他欧盟国家相比，英国在流感和带状疱疹疫苗上接种率较高。英国国家系统中有一个积极的公共卫生系统，该系统与英国国家医疗服务体系协调合作。

三、当前转诊和接诊改革

2010 年，基本医疗信托改为 209 个临床调配组（CCG）。调配是指规划、批准和监测服务的一整个过程。在医疗服务的设计和交付方面，临床调配组的设立给予全科医生在医疗健康服务的设计与提供中前所未有的领导职责。全科医生面临的一个挑战是如何平衡其作为医疗服务提供者和调配员的身份。他们需要掌握新的技能，以与地方当局一起参与决策制定和资源分配。Reynolds 和 McKee（2012）描述了全科医生所需掌握的技能："评估需求、设计医疗服务包、提供并且监管当地的医疗服务、确保关于一项服务提供的决策不会损害其他服务的提供能力，并评估所提供的医疗服务。然后按程序进行合同谈判，确保医疗服务是负担得起的，提供的医疗服务是患者所需要的，监督合同的执行情况，确保现金流，并确保医疗支出保持在预算之内"。

德国的医疗卫生系统

一、分级医疗、转诊和接诊的历史

125 年前，德国的 Otto von Bismarck 要求使用"疾病"基金作为强制性医疗保险。资金基于雇佣关系筹集，并且由雇主和雇员共同控制。德国的这种做法被描述为"世界上最广泛使用的医疗提供系统"（Rublee、Spaeth&Schramm，2012）。德国是第一个采用国家卫生保健计划的国家，这种做法影响了其他欧洲国家，因为它覆盖了所有公民，同时也激发了整个健康领域。德国的体系是一个更大的社会结构的一部分，旨在确保所有居民获得最低水平的经济保护和社会福利。社会福利制度包括社会医疗保险、养老基金、失业保险、长期照护保险和工人补偿金。该系统的资金来源包括每月工人工资扣除部分，并由雇员和雇主的共同缴纳（《德国卫生保健系统 – 概述 – 德国医疗保险系统》）。

德国是一个联邦议会共和国，有 16 个州（Bundeslander）。拥有 8200 万居民，德国人口比其所有邻国都多，是人口最为密集的欧盟国家，达到 230 人 / 平方公里。德国还是一个富裕国家，2008 年的人均国民生产总值为 36000 美元。资金主要来自国家的公共社会保障制度，医疗卫生支出占 GDP 的比例在 2009 年达到 11.6%。公共支出占 77%，其余 23% 属于个人支出（注：其他经济、人类发展和卫生支出数据见表 1）。

表 1　各项支出数据

指标	数值（2009）
人均国民生产总值	$36,323（US$）
人类发展指数得分	0.947（2007）
卫生支出（占 GDP 百分比）	11.6%
公共卫生支出占卫生总支出的百分比	76.9%
个人卫生支出占卫生总支出的百分比	23.1%

伴随美国 2008 年开始出现的经济衰退，德国的卫生系统遭受严重衰退，对全球贸易也产生整体影响。德国大型出口导向型制造业受到了特别严重的打击。这场贸易危机伴随着银行危机，德国银行向美国金融部门贷款，经历了不良贷款和美国金融危机的溢出。由于德国卫生系统也受到经济变化的影响，卫生系统必须对收入降低作出响应（《德国卫生保健系统 - 概述 - 德国医疗保险系统》）。

二、总体挑战和当前改革

2015 年 6 月，德国议会通过了《加强 SHI 医疗服务提供法》。该法案基于 2011 年颁布的《SHI 医疗结构法》，并采取措施进一步加强针对 SHI 患者的医疗服务提供结构，特别是在医疗服务欠缺的农村地区。这些措施包括授予市政当局建立医疗中心的权利，禁止将通过 SHI 认证的医院转让给过度服务地区的继任者，设立预约服务中心以保证在四周内通过预约见到专科医生，以及促进创新形式特别是通过在联邦联合委员会建立一个创新基金，从 2016 年到 2019 年，每年投资 3 亿欧元（3.18 亿美元）（《卫生系统和政策监督》，2015）（Mossialos et al.，2015）。

《医院医疗结构改革法》于 2016 年 1 月生效。该法律规定在医院规划（法定最低收诊量）和付费（质量相关的补交和减免）以及更具用户友好性设计的医院报告方面引入质量考核。为了加强对患者的护理服务和创造新的护理工作岗位，补贴计划将在 2016~2018 年提供高达 6.60 亿欧元（8.39 亿美元）的资金，从 2019 年起每年提供 3.30 亿欧元（4.19 亿美元）。医院筹资将进一步发展，将重新分配资金池以拨出 5 亿欧元用于支持改善医院医疗结构的措施（联邦卫生部，2015）（Mossialos et al.，2015）。

筹资

德国卫生保健筹资的重点是疾病基金，具有复杂的行政结构，在联邦政府、各州、地方政府的下级区域、雇主和雇员之间权力共享。传统上，雇主和雇员之间平等筹资，虽然有 0.9% 上限的 Zusatzbeitrag（雇员额外缴款）和雇主出资，但平等分担筹资的概念已经不复存在。在更广泛的社会福利制度中，德国人参加社会医疗保险、养老金、长期照护保险和工人补偿金。该系统资金来自每月雇员和雇主缴纳的工资扣款。

联邦制度允许疾病基金、医院协会、医疗行业、州政府和其他卫生服务提供者行政独立。为了达到控制整体成本的目的，政府通过颁布法律法规越来越多地参与成本控制。2011 年，疾病基金运行出现赤字，预计高达 200 亿美元。德国联邦政府已经颁布了几项措施来减少赤字。维持人口健康是各州的责任，但强制性的医疗保险和医院筹资由联邦法律控制。医院提供的医疗服务由各个医院、疾病基金、区级医院协会和地方政府共同管理。虽然疾病基金承担了运营成本，医院规划和资本投资的权力仍属于各州；不过，疾病基金对医院管理以及医疗服务的规划和使用的影响有限。

卫生系统的流动诊疗部门或"门诊部"由医生协会和疾病基金管理。参加医疗保险是所有居民的义务。2010 年，德国有 166 个疾病基金。基金由行业或地区组织，为约 90% 的人口提供综合的卫生服务；10% 的人口购买了私人保险。强制参保的疾病基金之间存在竞争，参保者可在不同的基金中进行选择。（《德国国家黄页 –HSPM》）

医疗保险是通过基于工资收缴的保险费来实现的。该系统为"现收现付"，因此未建立储备金，筹资受经济条件影响。国家目标是在医疗支出的增长与工资的增长之间保持稳定的关系。急性和慢性治疗医院和流动诊疗（门诊）占据了 2009 年所有支出的约 30%。

2009 年起，所有疾病基金的缴费率统一设置。疾病基金从其参保人员那里收缴保险费，中央卫生基金共同出资。该中央基金的资源在按人头风险调整原则（年龄、性别、80 种慢性 / 严重疾病的发病率）的基础上分配给各基金。2011 年 1 月，对疾病基金的个人缴费设定为总工资的 15.5%，雇主出资占总额的 7.3%，其余部分来自其他参保人（包括 0.9% 的雇员缴费，见上文）。雇员和购买私人保险的人员（公务员和高收入者可以选择退出法定系统）保费与雇主共同承担，但雇主承担的最高金额不会超过参保者参加社会保险时雇主承担的费用。以前参加过社会保险的退休人员也会参加这种保险。退休人员缴费相于雇员的全国平均缴费水平。但是，这一金额并不包含全部费用，因为老年人消费更多的医疗卫生服务。随着德国人的寿命越来越长，总费用不断增加，退休人口的增加给系统带来了财政压力。

医院资金由地方政府提供，资金来自一般税收。运营成本按照

2005 年推出的诊断相关分组法（DRGs）来支付。德国引入 DRGs 来替代按项目付费，导致了长期住院和更多治疗的负面激励后果，在 DRGs 的基础上确定了预付费方式。德国还引入了医疗服务集体采购、竞争性招标和其他"管理式医疗"方法来控制医院成本。

流动诊疗或门诊服务的筹资与医院筹资结构分离。门诊医疗服务提供者通常没有在医院提供医疗服务的特权。医院人员为住院患者提供服务，为此获得薪水。门诊医疗服务提供者被组织成独立的医疗机构。

支付

德国人享有世界上最全面的福利设计之一（《德国国家黄页 - HSPM》）。根据德国的《医疗保险法》，疾病基金福利包括门诊、住院、预防保健和筛查计划；物理治疗、生育和预防保健；医生处方药品、计划生育、康复、配镜、医疗器械。与这些综合福利相关的是费用分担的要求或共同付费。例如，根据 2004 年推出的共同付费制度要求，患者到卫生保健服务提供者的办公室进行问诊就需要支付 13 美元的费用（每季度的首次问诊和任何无需转诊的后续问诊）。成本分摊包括药物和住院费用。费用分担限于家庭收入的 2%。医生价目表是全国统一设定的。通过使用价目表和"转换"因素（即"按项目付费"系统），医生就可以根据其为患者提供的服务收费（《德国卫生保健系统 - 概述 - 德国医疗保险系统》）。

组织

通过社会医疗保险（SHI）获取报酬的全科医生（GPs）和流动医疗专业人员是区域协会的法律强制成员，负责与疾病基金谈判合同。

SHI 认可的医生组成的区域协会负责协调其区域内的卫生保健要求，并在门诊服务中作为疾病基金和医生之间的金融中介。然而，门诊医生通常在自己的私人诊所工作——大约 60% 是仅在一个诊所执业，25% 同时在两个诊所执业。大多数医生雇用医生助理，而其他非医生（例如理疗师）有自己的行医场所。2014 年，在大约 109600 名 SHI 认可的私人门诊医师中，52800 名（48%）是家庭医生（包括全科医生、内科医生和儿科医生），56800 名（52%）是专科医生。2014 年，约有 2000 个多专科诊所，拥有超过 13000 名医生（门诊医生的 10%）。在多专科诊所工作的大约 11000 名医生是工薪雇员，而 12000 名医生在私人诊所工作。门诊医生的总数超过 130000 名（联邦医师协会，2015）。一些专科的门诊医疗服务由医院专科医生提供，包括治疗罕见疾病和严重渐进性疾病以及高度专科化的手术（Mossialos et al., 2015）（见图 1）。

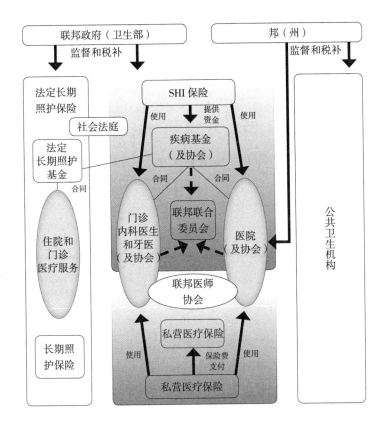

图1　德国的卫生医疗系统结构

资料来源：改编自 R.Busse 和 M.Blumel 合著《德国：医疗卫生系统概况》，转变中的医疗卫生系统，第 16 卷 2014 年第 2 期，第 20 页。

监管

德国政府提供了一个监管框架，大量参与实施监管工作并给医疗提供者授权。人口健康是各州的责任，然而，它像政府一样对医院或门诊服务提供者的日常运作几乎没有控制权。门诊部门由医生协会和疾病基金管理。

行为

医生与医院或门诊团体联系挂钩。患者可以自由选择医生，但他们从专业人员获取的各种服务的范围可能因其疾病基金计划所覆盖的福利不同而有所不同。然而，由于疾病基金和医生协会对政府实施的一些规定提出了要求，各种疾病基金计划之间的差异开始减少。

成本

如上所述，德国人享有世界上全国覆盖面最广的福利设计之一，涵盖各种与健康有关的费用，包括门诊、住院、预防保健和筛查计划；物理治疗、生育和预防保健、医生处方药品、计划生育、康复、配镜以及医疗器械。由于德国人口中有 1950 万人年龄大于 65 岁，系统整体成本持续上升，疾病基金出现了一些赤字，因此在全国范围内制订了医生收费价目表，一些区域的疾病基金通过谈判对医生上涨的费用施加降价压力。（Altenstetter C.，2003）

质量

所有医院都必须根据联邦质量保证办公室确定的指标公布结果，直到 2015 年医疗卫生应用质量改进研究所（AQUA）的建立才允许进行医院比较。许多医疗机构和医疗服务提供者引入投诉管理系统并作为其质量管理计划的一部分；2013 年，医院被强制要求采用这种系统。在州一级，医疗服务提供者组织按要求必须建立投诉制度和成立仲裁委员会，以便对医疗事故索赔进行法外解决。为了通过法律加强质量管理，除了上述措施以外，2015 年政府委托联邦联合委员会成立了医疗卫生质量和透明研究所，取代 AQUA 研究所。该研究所自 2016 年 1

月开始运作，其任务是制定进一步的质量保证指标，以期为医院规划和支付制度方面的决策提供额外标准。Robert Koch 研究所是联邦卫生部下属的一个机构，负责控制传染病和卫生报告，已开展了国家患者调查并公布了流行病学、公共卫生和医疗卫生数据。特定疾病，如某些癌症的疾病登记通常在区域范围组织。2013 年 8 月，作为国家癌症计划的一部分，联邦政府通过了一项法案，建议在 2018 年实施全国标准化癌症登记制，以提高癌症医疗的质量（Mossialos et al.，2015）。

可及性

德国的卫生医疗服务十分便利，每千人配备较高比例的基本医疗医生（2006 年为 2.268 名），2008 年的每千人床位数是 6.1。为了控制患者获得专科医疗，根据 Weisz 观察，德国的做法是：将家庭医生变成强制性"守门人"，控制所有医疗服务的可及性，这是 2000 年进行的改革提出的建议。通过经济激励促使患者首先咨询家庭医生，目的是降低成本。可以理解的是，对这项法律的诸多反对意见来自专科医生，但也来自联邦内科医师学会，理由是很少有人愿意花 5 年时间接受培训成为家庭医生，因为家庭医生的薪酬始终低于专科医生，并且专科医生更容易获得机会参加医院培训计划。普通的德国人似乎也不愿为了找专科医生咨询而必须先访问一个全科医生，可以想见，如果这项措施开始实施，将会遭遇公众反对。尽管如此，保险局和联邦卫生部目前正在为家庭医生的培训投入资源（Weisz，2006）。

健康状况

德国的主要健康问题是老龄人口的慢性疾病。死亡的主要原因是缺血性心脏病（所有死亡人口的 21%，或 205 人死亡 /100000 人口）；

脑血管疾病和高血压性心脏病合并导致的死亡占所有死亡的 11%；各种癌症（上呼吸道、结肠和直肠、乳腺胰腺）是下一个导致死亡的主要原因，然后是呼吸系统疾病，如慢性阻塞性肺病（Rublee et al.，2012）。

成人吸烟现象已经下降，2009 年"吸烟者"人口占总人口的 22%。使用自我报告的体重和身高数据发现，2009 年肥胖率为 14.7%（美国肥胖率为 33.8%）。由于生活条件提高，经济稳定和上升，加上医疗卫生条件改善，德国在过去几十年期望寿命已经增长。

年龄最小和年龄最高的德国人占总人口的 40% 以上，1400 万人年龄在 15 岁或以下，1950 万人在 65 岁以上。这种极端的人口现象对工作年龄段的成年人形成更大的负担，因为他们必须为社会服务提供更多资金。新生儿的期望寿命，女性为 79 岁，男性为 74 岁。德国正在经历人口增长率下降，2006 年，15~44 岁育龄妇女的平均子女数为 1.331。2006 年婴儿死亡率为 3.9/1000。人口增长减少加上人口老龄化，对人口较少的年轻工作年龄段的成年人在医疗卫生系统筹资方面形成了更大的负担（Reinhard Busse&Miriam Blumel）。

患者满意度

自 20 世纪 90 年代中期以来，德国政府增加了对医疗领域的干预，不断进行改革。这些改革的目的是控制成本，尤其是针对全科医生或基本医疗与专科医疗之间边界的改革。改革也是对患者不满意见的反应，虽然德国在欧盟国家中对医疗领域投资最多，但德国的整体健康状况并不令人满意。由于改革不断，经济压力继续存在，患者与医生之间的关系也不稳定，患者不满意的态度仍然存在；患者在选择医生方面也遇到困难。最近的改革将普通内科与全科医疗结合成与内科亚专科分离的单一类别。通过对"全科医疗"的额外培训，这种改革标志着"自 20 世纪早期以来已经实施的内科学的终结"（Weisz，2006，第 247 页）。最近的多项改革增强了对药物预算的控制，因为有药品制造商的参与，单个医生要确保预算覆盖所有处方药成本就存在风险。但是，这些控制措施（尽管它们可能需要许多控制措施来保持系统的有效运行）增加了德国人对其医疗卫生系统的不满。德国医生也因与患者共同面对日益增多的政府干预而不满意。来自中东国家的难民涌入德国，增加了对卫生系统的压力，这已成为各种不同的公众舆论的主题（《城市和难民：德国经验》，布鲁金斯学会）。

风险防护

2015 年 7 月，议会通过了《加强健康促进和预防法》。在最近的全国预防会议（2016 年夏季），通过与联邦、州和地方政府以及联邦就业局合作，与会者商定了共同的目标和方法。立法和最近的会议的目的是通过规范疫苗接种政策和扩大体检范围来改善预防和健康促进。

三、当前转诊和接诊改革

如上所述，医疗自律也是专科医生管理和成长的标准。联邦医师协会的研究生教育委员会和地方分会代表的年度会议负责批准新的专科，然后通常也会获得区域机构认可。按常规，区域分会采纳这些国家机构的决定。医生享有相对的独立性，但随着医疗卫生成本的上升，联邦政府更加干预医生行医，特别是对专科发展的控制。德国的现代史一直就是限制医疗专科化发展的历史。私人执业医生的行医活动仅限于其特定的专科类别，并受到严格监管。直到 2003 年的改革，大多数专科需要四至六年的培训。学生必须在医院获得由各部委认证的专科培训，而且只有相对较少的职位，不足以容纳所有寻求专科岗位的培训医生。在专科培训中有专科手术，专科医师必须证明其已熟练掌握手术技巧方可获得文凭。尽管对专科培训进行了门槛控制，但在过去20年里，德国的专科医生数量仍然有所增长："从20世纪50年代初期的33%到1965年的43%，再到1990年的54%。最近给出的统计数字是在私人执业的专科医疗医生中超过百分之六十"（Weisz，2006）。

为了控制成本，德国在1993年进行了改革，其中每个地理单位按该地理区域的总体人口可以分配不同的指定医疗岗位。如果医生的人数超过指定的岗位，新的医生就无法通过认可，不能享受保险系统的报销。因此，私人执业医生的数量已经减少，许多年轻的医生选择到医院工作，与门诊机构高度隔离。

德国正在应付日益增加的医疗卫生成本和人口老龄化问题。德国以前着重通过对"供应方"的价格控制进行成本控制。一个新兴的趋势是从需方着手制定新的政策，旨在控制医生的检查开单，使用"预先授权"（见下面的"美国的管理式医疗"），优先提供者结构（见下面的"美国的管理式医疗"）。德国还在基本医疗层面使用"守门人"，并建立了一个中心，即医疗卫生质量和效率研究所，广泛提倡提高质量，同时减少资源过度利用的做法，包括使用专科医生资源（Rublee et al.，2012）。

泰国的医疗卫生系统

一、分级医疗、转诊和接诊的历史

1978年《阿拉木图宣言》发表之前，泰国已经开始实施初级卫生保健计划。1966年，在世界卫生组织的帮助下，泰国公共卫生部（MOPH）在彭世洛府（Pisanuloke）实施了一个名为"加强农村卫生"的项目，旨在提高当地卫生工作者的能力和责任感（Nitayarumphong, 1990）。该项目是早期引进社区卫生工作者的项目，在各区（tambons，次地区级）招募志愿者，并提供了基本医疗卫生培训。然而，对该项目的评估表明，由于缺乏与专业卫生人员的合作，服务覆盖率仍然很低（Nitayarumphong, 1990）。

1968年，清迈府（Chiangmai）成立了一个项目，通过提高地市级医院、区级和社区卫生服务中心的卫生人员的能力来提高服务覆盖率。项目评估表明，虽然这些机构的卫生人员能力强，但服务覆盖率只提高了30%。在社区层面缺乏参与是造成绩效不理想的原因（Nitayarumphong, 1990）。从这两个项目中获得的教训是：

（1）人们可以参加一些卫生服务活动，如发放药丸、进行计划生育宣传、帮助治疗轻微的疾病等。这些人被称为"村庄健康志愿者"（VHVs）。

（2）在公共卫生方面，人们可以传播健康知识，并教育同伴，如注意个人卫生和接受免疫接种等。这些人被称为"村庄健康传播者"（VHCs）。

从 1977 年到 1981 年，在第四个国家卫生发展规划中启动了一项国家初级卫生计划。该计划为基层的 VHCs 和 VHVs 提供培训。培训基层志愿者的目的是促进卫生服务的自力更生，并将方向调整为初级卫生保健。VHCs 选自社区，接受关于传播健康信息的培训，每个 VHC 负责 8~15 个家庭。在每个村庄中，从多名 VHCs 中选择一名 VHV。VHVs 接受关于轻微常见疾病治疗方面的额外培训。1989 年，在泰国有 588555 个 VHCs 和 62075 个 VHVs，覆盖了 98.4% 的村庄。到 2010 年，全国有超过 80 万名受过培训的志愿者为泰国全国 1200 万个家庭提供服务。今天，这个数字估计为 100 万（Kowitt, Emmerling, Fisher & Tanasugarn，2015）。

在实施初级卫生计划期间，中央（政府官员）和基层（村委会）之间的沟通遇到了一些困难。政府官员有时缺乏对政策的理解，往往有偏见，而村委会往往不能做出明智的决定。双方之间的相互沟通很少。在第五个国家发展计划（1982—1986 年）期间，政府决定改进部门间合作，促进相互理解。泰国的初级卫生计划在 1983 年引入了最低基本需要计划（BMN）。BMN 鼓励每个村庄建立一个信息系统，收集关于村民最低基本需要的数据，而且这些数据不仅限于医疗卫生需要。

自 1983 年开始，泰国通过初级卫生计划推行了一项名为"健康卡"方案的转诊计划。在这个计划中，村民支付保险费并得到一张健康卡，使他们有权免费获得医疗卫生服务。第一个联络点是当地的卫生服务中心，如有必要，村民将被转诊到社区级医院和区级医院。当他们被转诊到更高级别的医院时，健康卡计划为由下级卫生服务中心筛选的持卡人提供"绿色通道"（更快的服务）。健康卡计划利用社区健康卡基金向不同级别的医疗服务提供者提供奖励，以确保协调。总而言之，健康卡计划不仅是一种医疗保险，而且也可鼓励医疗服务提供者有效转诊，减少不必要的绕行。当全民医疗保险计划（UCS）在2002年开始全面实施后，健康卡项目自动终止并被 UCS 取代。

二、总体挑战和当前改革

根据前言中讨论的罗伯茨模型，以下是泰国医疗卫生系统面临的挑战和改革。

筹资

2001 年，泰国前总理他信引入了全民医疗保险计划。这个计划被称为"30 铢计划"，人们可以得到一个"金卡"，允许他们在注册区获得治疗，支付标准为每次 30 泰铢。到 2002 年，通过三个公共保险计划实现了全民医疗覆盖：面向公务员及其家属的公务员医疗保险计划（CSMBS）、面向正式部门雇员的社会医疗保险（SHI）和面向其余人口的普通保险计划（UCS）。全民医疗保险计划改革的主要目标是"通过 UCS 将重点转向基本医疗来强化医疗卫生系统"（2012）。

2006 年当他信政府被政变推翻时，下一个军事任命的政府选择保留全民医疗卫生政策。然而，他们取消了共同付费制度，并完全依靠税收收入资助医疗卫生。医疗卫生目前的资金主要来自一般税收。这是最先进的筹资方式，收入较高的人比低收入的人支付更高比例的费用。如果发生经济衰退，泰国的筹资模式有出现赤字的风险（World Health Organization、Regional Office for the Western Pacific & Joint United Nations Programme on HIV/AIDS，2015）。在 2002 年实现全民医疗卫生覆盖的同时，公共卫生支出增加，现金付费减少。公共支出占医疗卫生总支出的比例从 2002 年的 63% 增加到 2011 年的 77%。与此同时，自费部分从 27.2% 下降到 12.4%（World Health Organization et al., 2015）。

UCS 的预算很简单：UCS 总预算是将人头付费率乘以该预算年度中 UCS 成员的总数。费率是根据服务利用、单位成本（包括薪金、加班费和其他津贴）以及年度财政能力通过谈判决定的。谈判过程非常引人注目，因为 UCS 自成立以来已成为公众关注的焦点。谈判被媒体广泛报道，民间社会和患者团体都提供了证据来支持他们的需要。UCS 的预算一直在增加，从 2002 年的人均 1202.4 泰铢增加到 2011 年的 2693.5 泰铢（2012）。

在 UCS 方法中，门诊预算分配是"基于年龄调整的人头费和一个地区的 UCS 成员总数，并进行了一些调整以确保偏远地区的合同服务提供者网络的财务可行性，同时考虑管辖区域的面积大小和网络中卫生中心数量。"（2012）

对于住院服务，针对 13 个公共卫生领域中的每一个进行了总体预算（曼谷是一个区域，其他区域中的每个区域覆盖 5~6 个省），并且住院服务的偿付是基于每家医院 DRGs 的成本权重，但受区域性总体预算的限制。总体预算对控制成本是必要的，因为单独的 DRGs 可以通过计分上调来操纵，这意味着医院可以将报告的病例组合改变为权重更高的 DRGs。在传统 DRGs 中，"每年成本权重的报销是在年初进行，到年底的总预算取决于提供和要求的服务的总权重，如果没有总体预算，这是无法控制的。总体预算导致回溯付费，并降低每个成本权重的报销额度。"（2012）

泰国的医疗筹资的特点是购买者 – 提供者分摊制。购买者被称为国家卫生安全办公室（NHSO），独立于公共卫生部（MOPH）之外。

资金是通过一个称为基本医疗合同单位（CUPs）的系统引入的。UCS成员会根据其地址被自动分配链接到本地医院的CUP，并且他们无权选择提供商。在注册网络之外使用服务需要转诊，否则患者就必须全额付费。MOPH政策制定者认为，选择大型医院作为承包商将产生不必要的二级医疗，因此他们将资金更多拨付给基本卫生服务（CUPs）（Hughes&Leethongdee，2007）。每个CUPs服务于一个地区，每个CUP就是由一个地区级医院和多个地方医疗卫生中心组成的网络。与UCS签订合同的私营医院数量较少，因为他们无法提供全面的服务。因此，大多数合同医院都在MOPH地区级医院的提供者网络内。CUPs的主要优势是具有更大的响应能力，因为决策者更接近当地人口。此外，CUPs有利于成本控制，因为转诊可通过DRGs给大医院报销。2010年，公共部门共有937家，和11051家合同订立的PHC；私营部门共有218家，和224家合同订立的PHC（WHO et al.，2015）。

支付

全民医疗保险计划中的门诊服务是按人头拨给CUPs网络。人头费率是根据上一年服务的利用率和单位成本计算，由NHSO和预算局每年协商。下游分配给合同服务提供商网络的预算是按年龄调整的门诊服务人次进行的（WHO et al.，2015）。全民医疗保险计划中的住院服务基于利用率和单位成本的总体预算。

组织

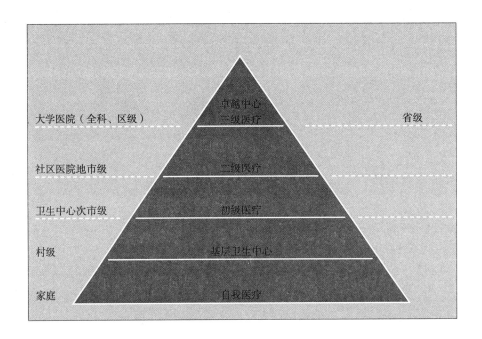

图 1　泰国的五级医疗服务系统

资料来源：Wilawan Senaratana，《泰国的医疗卫生系统》，网址：http://vphcap.vet.cmu. ac.th/GHI–Thailand2012/download/upload/Module%20week%202/Policy/Tuesday%207th/ Health% 20system%20in%20Thailand–Wilawan.pdf（2016 年 12 月 11 日访问）。

卫生服务系统由公共部门主导，其中 MOPH 占大多数份额：公立医院占医院和床位总数的 75% 和 79%。几乎所有的农村医疗中心都属于 MOPH。地方政府在初级医疗和医院服务的提供方面几乎起不到任何作用。大多数私立医院很小，69% 的私立医院床位少于 100 张。大型私营医院包括一些上市的医院连锁店，位于曼谷，并为大多数国际患者提供服务。

如图 1 所示，泰国的医疗服务呈现初级、中级和专科医疗的金字塔形状。基层卫生系统由初级卫生中心组成。每个医疗卫生中心服务一个坦波或地区（3~10个村）。二级医疗由社区医院提供，在地区层面为50000人服务。区级医院和大学医院在国家一级提供专科医疗。全国有10068个卫生中心。每个卫生中心有3~5名医疗人员，但卫生中心没有医生。

关于转诊系统对泰国全民覆盖改革的影响的证据较少（2012）。根据UCS计划，患者的第一联络点一般是当地卫生中心或PHC机构。患者可以直接去他们注册的医院，如果他们绕过转诊链就要自行承担医疗费。直接进入医院门诊部（OPD）的患者绕过PHC的情况一直在减少。2003年绕过PHC接受医院门诊部治疗的患者的比率为1.2，2011年为0.8（WHO et al.，2015）。

社区医院是低级卫生中心和高级的区医院之间的纽带。社区医院工作人员接受过培训，了解初级卫生规划，确保在必要时将患者转诊到区级医院。

卫生中心的健康记录是纸质形式或电子形式的。99.8%的基层卫生中心有电脑，50%有网络连接。80%的卫生中心使用MOPH的应用系统HCIS（卫生中心信息系统）来处理患者的健康记录。卫生中心的卫生工作者将40%的工作时间用于数据管理和报告（Kijsanayotin，2009）。在泰国有两个最小标准的电子病历数据集。一种是报销数据集，包含医院设置、住院患者、门诊患者、收费、ICD 10诊断、ICD 9 TM手术方面的数据；另一种是报告设施活动，包含医疗中心设置、门诊患者、预防促进健康活动、收费和ICD 10诊断方面的数据（Kijsanayotin，2009）。

自1969年以来，大多数本科生毕业时选择成为专科医生，而不是全科医生。1999年，12500名认证医生中只有216名（1.7%）是全科医生。在2009年，专科医生的比例为85%，专科医生的比例增加到占全部医生的 15%。然而，医生的过度专科化对于泰国的基本卫生服务是一种障碍。

监管

公共卫生部（MOPH）是国家卫生部门，负责监督制定、实施、监测和评估卫生政策。医疗卫生认证机构（HAI）成立于 2009 年，旨在提高医疗卫生质量。它被授权认证医疗设施。医疗认证机构成立以来，通过认证的医院数量有所增加，医院死亡率有所下降。提供医疗专科培训的教育机构必须获得教育部的认可。医生、护士、药剂师和牙医都要接受本科学位的培训。在大多数机构都可提供研究生学位。

行为

为促进健康，泰国立法规定可以征收指定用途罪恶税，对烟草和酒精收取 2% 消费税，由一个自主的公共机构——泰国卫生基金会负责管理，用于宣传各种主要健康风险（WHO 等，2015）。

成本

自 1994 年以来，自付费用（OOP）比例已经下降。2002 年实现全民健康覆盖时，自付费用额度降至卫生总支出的 27.2%，2011 年进一步降至 12.4%。受益人获得免费服务必须源自注册的医疗服务提供商网络并转诊。患者的自行转诊需要全额自付费用。合同提供商提供的服务是免费的，UCS 和 SHI 会员不必共同付费。医疗服务提供者接受无起付线、无最高封顶线以及无额外收费（WHO et al.，2015）。

质量

泰国的医疗卫生系统通过认证和认可来确保质量。如上所述，医疗专业人员的教育机构必须获得政府的认可，并鼓励医院通过认证。医疗专业人员需要通过专科委员会认证。然而，1998 年亚洲金融危机之后，公立医院的资金投入正在下降，这可能降低公立医院的医疗卫生质量（WHO et al., 2015）。

可及性

全民覆盖可以提供综合福利包，包括门诊、住院、健康促进和疾病预防、大多数高费用病人、牙科医疗、药品、手术（包括心脏手术）、艾滋病毒 / 艾滋病治疗和假体更换等。泰国农村地区的医疗卫生服务比城市地区更好，城市地区主要提供医院水平的医疗、私人诊所和医院。城市卫生中心的数量不足以满足整个城市人口的需要。在曼谷，曼谷市政府将大量资金投入医院，有 68 个卫生中心为 800 万人口服务（WHO et al., 2015）。

健康状况

泰国的孕产妇死亡率和 5 岁以下儿童死亡率低于任何其他低收入和中等收入国家。然而，成年人的死亡率并非明显低于其他邻国。成人死亡的主要原因是道路交通伤害、凶杀和酒精相关的疾病（WHO et al., 2015）。

患者满意度

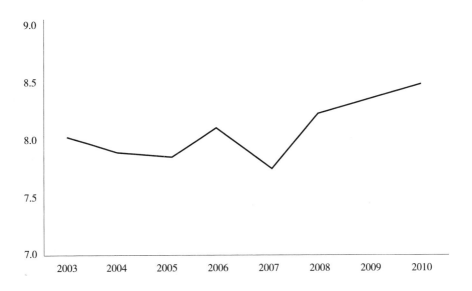

图2　2003~2010 年 UCS 患者满意度整体评价

（1~10 Likert 得分，平均值和 95% 置信区间）

资料来源：WHO et al., 2015。

　　图 2 显示了以 1~10 个 Likert 得分量度的平均满意度评分，由全民医疗保险受益人对 2003~2010 年的 UCS 评级。该项调查由第三方调查机构进行。除了 2007 年以外，满意度呈上升趋势。

风险防护

　　20 世纪 80 年代，泰国迅速扩大了儿童免疫。1982 年开始实施国家扩大免疫计划（EPI）后，儿童接种疫苗的覆盖率在 3 年内达到 80% 阈值的卡介苗接种（BCG 是结核病疫苗，因为机构出生率高），其次是白喉 – 破伤风 – 百日咳疫苗（DTP3）、口服脊髓灰质炎疫苗（OPV3）

和破伤风 – 类毒素疫苗（TT2）（WHO et al.，2015）。

三、当前转诊和接诊改革

2002 年建立的全民医疗保险是与泰国转诊制度有关的重大改革。

美国的医疗卫生系统

一、分级诊疗、转诊和接诊的历史

　　早在 1789 年（美国宪法在 1789 年获得批准，同年，新的联邦政府的主要职能被赋予），美国国会在海军工资中强制性扣除一部分作为建立资金，专为海军建立了海军医院。到了 19 世纪，当时的一些主导产业（例如采矿、木材和铁路）都在工作现场或附近设立诊所，通过每月向医生提前支付固定费用，为工伤事故中的雇员和患普通疾病的雇员提供医疗服务。政府和私人企业都开始采取行动，向因工作患病的雇员和公民提供支持（"Fact March 2002 | EBRI," n.d.）。

　　19 世纪末和 20 世纪初，国家立法机关考虑施行全民医疗保险。据说时任美国总统西奥多·罗斯福（1901—1909）想要为联邦全民医疗保险立法，但是他最终并未向国会提交法律草案。失败的原因有很多，但是，以下一系列因素使得州政府和联邦政府提供全民医疗保险的努力未能成功：①保险公司害怕"医疗"这一新兴而未经证实的事物会让其他熟知产品（例如死亡险、丧葬费）处于劣势地位，②有组织的医生（例如美国医学会）害怕付款人即承保人会限制并控制其费用，③药剂师们担心将药品纳入全民医疗保险会降低他们服务的价值，④工会希望通过向其成员提供保险来保障员工忠诚度而不是由政府提供这项福利。这段历史反映了美国在向公民提供医疗保险方面延存至今的紧张关系：私人利益害怕政府过多参与医疗提供；各州害怕联邦政府的命令会削弱其在本州和当地的医疗行业监管特权（见以下"患者满意度"中关于：凯撒家族基金会调查关于政府参与医疗工作的民意调查）。由于历史原因（见以下讨论），绝大多数美国人都从雇主那里获得医疗保险（Morrisey, n.d.）。

在第二次世界大战（1941—1945）之前，有两种趋势尤为明显：大型雇主针对工伤和轻微的健康问题提供有限的医疗保险；大萧条（20世纪30年代）期间医院进入医疗保险市场，提供住院治疗，来降低美国人不愿寻求住院治疗的风险。在第二次世界大战期间，联邦政府命令冻结工资，但允许提供非补偿福利，例如医疗保险不受限制的发展。由于当时许多男性和少数女性都在军队服役，所以雇主以福利为竞争优势来吸引并留住雇员。参与第二次世界大战的军人退伍后，重新进入劳动力市场，导致由雇主们提供的私人医疗计划的覆盖人数突然增加。

许多医生反对这些新兴的基于医院的保险计划，认为这将绕过他们，病人也将直接去医院就诊。第二次世界大战期间，联邦政府强制施行的工资控制是为了应对许多公民成为军人并在海外作战的现实。联邦政府不希望大型雇主在暂时（由于战争）短缺的劳动人才竞争中拥有不公平的优势。雇主们则发现了工资控制的替代品，即医疗保险和其他福利。因此，许多美国人都在第二次世界大战期间通过他们雇主的帮助参与医疗保险。这种基于雇主的医疗保险趋势始于第二次世界大战并延续至今。

美国提供医疗保险的历史途径反映了其激烈的个人主义和州权主义。个人在（是否）选择承保人、医生、程序方面的自由：个人选择自由比能扩大可负担的、高质量的医疗服务的可及性的全民医疗保险更为重要。我们从联邦宪法中注意到，各州管理承保人以及对医师的认证。正如历史所展现的那样，私人利益（例如公司、承保人、医院和医生群体）对医疗改革在立法方面的努力有重要影响。

二、总体挑战和当前改革

美国是世界上第三大国家，国土面积超过 9161920 平方公里。美国人口总数也排名世界第三，达到 3.04 亿（2008 年）。"婴儿潮"（生于 1946 年至 1964 年间）一代的逐渐老去造成了美国人口老龄化。据 2008 年数据显示（见表 1），美国人口中 18 岁以下人口占总人口的 26%，同时 65 岁以上人口占总人口比例超过 12%。老龄化对医疗卫生财政带来了严峻的挑战，其原因是随着年龄的增长，老年人需要消耗更多的卫生保健服务资源。美国是个多种族和多民族的国家，据 2008 年数据显示，美国人口中高加索人占 66%，西班牙裔占 15.4%，非洲裔占 12.2%，亚裔 / 太平洋岛民占 4.5%，美国土著 / 阿拉斯加原住民占 0.75%。随着西班牙裔人口数量的迅速增长、非洲裔人口数量的稳步增长以及白人人口数量的下降，从人口统计学的角度来看，美国人口更加多元化。

美国拥有复杂的经济体系，医疗体系是经济中的重要组成部分，且对推动医疗使用和支出的宏观经济表现有着高度的响应程度。美国是经合组织（OECD）国家中医疗行业支出占 GDP 比重最大的国家（见下表）。随着立法修改（例如平价医疗法案）和像 2008 年大衰退这样的宏观经济效应，美国医疗行业的结构和监管也在发生着持续的变化。医疗行业的其他变化来自政府和私营部门对持续增长的全民医疗保险支出做出的响应。如上所述，大部分美国公民通过就业获得了医疗保险。因此，就业 / 未就业公民的医疗保险有所差异，医疗保险对公民的覆盖率紧随失业率而变动。

表1 各项数据及占比情况

指标	数值（2008）
人均国民生产总值	46350（美元）
人类发展指数	.956
卫生支出（占国内生产总值比重）	16.2%
公共卫生支出占卫生总支出的比重	45.5%
个人卫生支出占卫生总支出的比重	54.5%

2010平价医疗法案（ACA）① 要求绝大部分美国公民和合法居民拥有"合格"的医保。从2014年开始将分阶段加大力度处罚拒绝购买合格医保者，直至2016年将处罚与消费价格指数挂钩以决定是否增加金额。例如，2014年的个人罚款为每年95美元，2015年涨到325美元，2016年涨到695美元，或者按收入扣税，2014年为1%，2015年为2%，2016年为2.5%。以家庭为单位的处罚也遵从阶段性原则，2014年每户缴纳2085美元罚款或2.5%的家庭总收入。2016年处罚力度将加大（考虑到唐纳德·特朗普当选美国总统，假设法律不会发生突然变化）。为了达到保险要求，平价医疗法案建立州健康福利交易所为美国人购买保险提供场所。对收入为联邦贫困线（2015年贫困线为三口之家年收入为20090美元）133%~400%的个人或家庭提供保费支持及费用分担。同时建立独立的交易所供小企业购买保险。任何雇员收到交易所医疗保险的扣税，其雇主需承担罚款，尽管对于小雇主有一些例外。法律方面也出台了涉及个人和小型市场的医疗计划新规定。根据两个雇佣员工人最低人数的要求（等于或少于50人，等于或多余200人），雇主需遵守不同的保费和税款扣除标准。平价医疗法案鼓励

① 下列有关平价医疗法案的信息来源为恺撒家族基金会（2013）

各州扩大公共医疗补助制度（这是各州和联邦政府共同出资的项目）的覆盖面，但是大部分州都拒绝了这个提议。平价医疗法案在2010年刚刚通过时就有几个州的检察官向联邦法院提起诉讼，称联邦政府侵犯州管辖权。最高法院于2012年7月裁决平价医疗法案对于有资格接受联邦补助参与平价医疗法案的美国人来说是合乎宪法，联邦健康福利交易所可以推广到未设立本州福利交易所的美国各州。最高法院同时也裁决各州可以不被强制扩大公共医疗补助制度的覆盖范围，也可以不被强制设立各州运营的交易所。

在大衰退期间，美国的医保费用短暂维持稳定后便持续增长。高昂的保费给需要为雇员购买医疗保险的雇主带来了巨大压力。个人破产中由于未能支付医疗费用导致破产的比例从2007年的62%增长到了2010年的81%。恺撒家庭基金会认为驱使美国高额医保费用的因素主要有如下五个：

· 技术和处方药。美国人追求新的医疗技术，包括新药，即便旧的替代品价格更低，药效更好。

· 慢性病。医疗服务覆盖更长生命周期同时必须与慢性病高支出、多反复且需要建立不同的体系提供的特点相适应，该模式与紧急医疗护理不同。

· 老龄化人口。医疗支出随着年龄的增加而增加。越来越多的美国人已经到达了退休年龄，因而全国的医保支出将增加。

· 行政管理支出。行政管理支出约占医保费用的7%。由联邦政府运营的公共医疗补助制度项目的行政管理支出相对低很多（约为2%）。

· 付款人始终重视门诊医疗，这是因为门诊医疗比住院治疗和预防护理的支出少，并且可以减少未确诊和未治疗的潜在成本。管理式医疗方法几乎已经代替了传统的赔偿计划。正如本报告对管理式医疗所述，引入管理式医疗方法减缓了医保费用的上涨步伐。但是费用又重新开始上升，部分是因为患者抵制对其选择的限制，同时管理式医疗政策逐渐宽松，为了增加选择，患者的分摊费用也在上升。

融资

美国的医疗保险由政府项目（如医疗保险和医疗补助制度）、私人医疗保险计划（主要通过雇主）和个人（自费）出资。2010 年的医疗保险费用达 26000 亿美元。几十年来，医疗支出的增长速率已超过经济的增长速率。例如，20 世纪 60 年代医疗支出约占 GDP 的 6%，但是这个数字在 2010 年增长到 17.6%。美国医疗支出占 GDP 的比重比任何一个国家的医疗支出 GDP 占比都高。在荷兰（第二高）、法国、德国和日本，这一数字分别为 12%、11.6%、11.6% 和 9.5%。2013 年，美国政府在医疗保险方面的支出为人均 5960 美元，世界排名第一。美国政府的医保支出超过了世界上除瑞士之外的任何一个国家的医保支出（政府和私人总和）（见图 1）。

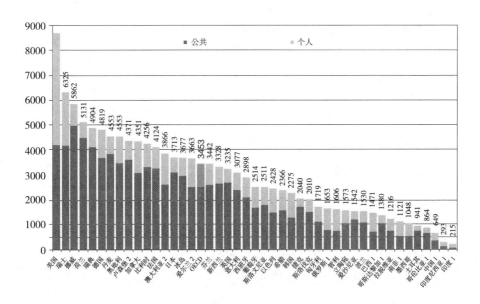

图 1　各国医保支出情况

在 2013 年，税收支出占美国医疗支出的 64.3%，约为 19000 亿美元（Himmelstein & Woolhandler, 2016）。到 2024 年，评价医疗法案会将这一比重推高至 67.3%。

政府对如老年保健制度、公共医疗补助制度和退伍军人管理局等项目的支出占卫生总支出的 47.8%。除此之外，还有税收医疗支出：政府对公共雇员的私人医疗保险支付 1880 亿美元（占总支出的 6.4%），医疗服务的税收补贴为 2949 亿美元（占总支出的 10.1%）。美国是全球医疗服务税收缴最多的国家（Himmelstein & Woolhandler, 2016）。

老年保健制度是全国性的医疗保险制度，针对 65 岁以上参与社会保障制度的老人（和配偶）。老年保健制度中第一部分涵盖一些住院费用和家庭医疗费用；补充性部分是自愿投保，包括门诊服务和医疗设备。第三部分为医保优势计划属于管理式医疗计划（健康维护组织、服务点和优选提供者组织），由老年保健制度批准并由私人保险公司管理（见本报告有关管理式医疗的章节）。住院保险和补充性医疗保险的投保人可以选择被批准合格的医保优势计划。第四部分是针对老年人的药品福利，需要单独购买。投保人可以选择参与医保优势计划来获得药品福利，也可以参与处方药计划，每月支付一定保费通过独立运营的处方药承保人获得处方药保险。2008 年 12.4% 的美国人参加了老年保健制度。随着美国人口老龄化的加剧，越来越多"婴儿潮"时期出生的人到达退休年龄，这一比重将会继续增加。

医疗补助制度是由各州和联邦政府共同资助的政府医疗保险项目，针对低收入的美国公民。各州必须出台一套强制的医疗服务包，其中包括预防性、急性和长期的医疗服务，并且可以选择添加其他项目，如牙科和医疗设施等。2008 年医疗补助制度涵盖全国 14.1% 的公民。儿童健康保险项目（CHIP）是以联邦政府分类拨款的形式，向美国中低收入家庭的儿童提供医疗保险。这类家庭的收入没有低到可以享受公共医疗补助制度。与医疗补助制度一样，该项目由各州管理，但是由各州和联邦政府共同出资。2010 年，儿童健康保险项目覆盖了 770 多万人。

退伍军人健康管理局（VHA）管理着世界上最大的医疗服务体系。该体系雇佣了 208000 多名员工向退伍军人及家属提供医疗服务。退伍军人健康管理局和其他形式的医疗保险向包括现役军人在内的 350 万名军人及家属提供医疗保险服务，其数量占美国人口的 1.2%。

2009 年，55% 的雇主向其雇员提供医疗保险福利，绝大多数是参与优选提供者组织（PPO）（见本报告对管理式医疗的讨论）。在通过雇主获得医保的美国人中，有 19% 的雇员参与了健康维护组织（HMO），他们可以每月支付保费，并在每次就诊时支付少量分摊费用。投保人受限于"网络内"，必须在基本医疗守门人转诊后才能寻求专业医疗服务。服务点（POS）计划结合了健康维护组织和优选提供者组织的特点，投保人可以接受范围更广的服务，但是需要为此支付更高的自付额和分摊费用。2010 年通过雇主获得医保的个人中有 8% 参与了服务点计划。2010 年通过雇主获得医保的雇员中仅有 1% 的人参与了传统按服务收费计划。

由于平价医疗方案的实施，未购买医疗保险的美国人数量逐渐降低。2008 年有 15.4% 的美国人未购买医疗保险。除了不参保，保额过低同样是个问题，这类人包括医疗保险覆盖范围小的个人和患病时需要支付高昂医疗费用的个人。2007 年，约 2500 万购买医疗保险的美国人保额不足。

大雇主通常指雇员人数超过 500 人的雇主，他们实行自我保险，并为其雇员的健康计划承担风险。雇主必须遵守联邦雇员退休收入保障法（ERISA）的要求承担医保的风险。大雇主聘用承保人管理索赔。

付费

美国最常用的报销机制是按服务收费和预付制。支付赔偿金的承保人大多使用按服务收费机制，在参保人看病后支付费用。承保人可能会付全款或者按一定比例支付"常规的、习惯性的和合理的"费用。医疗提供者可以接受患者所支付的费用，或是寻求服务费与患者支付费用之间的差额。在通常情况下，如果支付金额低于账单金额，就反映这是协商后的折扣，市场存在压力，或者是从病人处寻求金额差异的成本高昂且繁杂。预付制实行服务费用预估机制并需提前支付特定患者群体所需的服务费用。实际使用受到监测，如果存在差异，可返还并予以记录。预付制可以按"工资"制也可"按人头"付费。在工资制中，医疗服务提供者赚取年薪，按规定时间在门诊出诊。在按人头付费制中，承保人商定每月向医疗服务提供者或其所在机构预付费用。管理式医疗通常采用按人头付费制。在此制度中，由医疗提供者承担风险，他们利用收到的预付款向特定患者群体提供服务。如果服务所需金额超过预付款，他们则承担着提供无偿服务的风险。按人头付费制的服务所剩余费用均属于医疗服务提供者。以 2007 年美国医疗保险支付金额分布为例，每支付一美元，其中，30.7 美分流向住院治疗；21.2 美分流向医生服务；8.7 美分流向住院治疗，10 美分流向处方药，6.8 美分用于项目管理（Rice, T, 2013）。

美国最近正在对老年保健制度试行新的支付改革（医疗机构、责任医疗组织和捆绑式支付）。可以将这些改革内容总结为下表（Baseman, Moon, Griffin & Dutta, 2016）。责任医疗组织随着 ACA 获得通过不断扩大。有人指出，医保体系结构的改革，例如捆绑式支付、家庭医疗和责任医疗组织等，可能比扩大保额过低人群的医保覆盖面更为重要（Muhlestein, D,n.d.）。

表2　医疗机构、责任医疗组织和捆绑式付费的总结

服务体制改革	CMS/CMMI 模式结果
家庭医疗（先进基本医疗）	结余：在 MAPCP 模式中，八分之一的州在过去两年净卫生保健服务管理费用有结余。尽管 CPC 模式在第二年几乎崩溃，但是无论是 CPC 模式还是 FHQC/APCP 模式在这两年都未有净卫生保健服务管理费用的结余。相反，作为不收取医保管理费用的模式，IAH 模式主要在慢性病患者家里提供治疗的模式，在第一年获得超过 2500 万美元的结余，在第二年获得超过 1000 万美元的结余。 质量：无论是 CPC 业务与基本医疗服务之间，还是参与 APCP 模式的 FQHC 与未参与的 FQHC 之间，都存在很小的差异。IAH 模式第一年所有参与的诊所都在六项质量检测中的至少三项中实现了目标，其第二年所有参与的诊所都在六项质量检测中的至少两项比前一年有所提高。 提供者参与：大体上每个模式都相对稳定
责任医疗组织（ACO）	结余：最新结果显示，MSSP 和先锋 ACO 计划的受益人支出相对于 2015 年有所减少。MSSP 的奖金支出超过了节余金额，净费用总额达到 21600 万美元。先锋责任医疗组织计划的节约金额除去奖金支出为近 100 万美元。近三分之一的 MSSP 责任医疗组织和近一半的先锋责任医疗组织计划获得了共享的结余资金。CMS 保险精算师办公室认定先锋 ACO 计划模式更节省成本。 质量：随着时间的推移，质量不断改进，CMS 表示责任医疗组织在质量检测方面的表现和传统的老年保健制度相比一样好或者更好。参与多年的责任医疗组织在质量检测方面表现更好，并且比退出的组织更易共享到结余资金。 提供者参与：MSSP 责任医疗组织的参与者数量从启动第一年的约 200 个组织上涨到 2016 年的超过 400 个组织，数量几乎翻倍。先锋 ACO 计划模式的参与者从启动第一年的 32 个下降到 9 个：一些参与者退出此模式而参与到 MSSP 责任医疗组织之中

服务体制改革	CMS/CMMI 模式结果
捆绑式支付	结余：最普遍的模式（模式 2）第一年的结果显示了 6 个临床类别中 4 个类别的 BPCI 和控制组的支出差异。即对于整形手术（大多是髋关节和膝关节置换手术），老年保健制度在 BPCI 组支付金额的减少量多于在其他控制组的减少量。相反，对于脊柱相关手术，在 BPCI 组支付金额的增加量多于在其他控制组的增加量。对于模式 2 的其他临床类别以及另外 3 个 BPCI 模式的大部分类别，结果并未显示 BPCI 和控制组的支出金额存在明显差异。 质量：4 个 BPCI 模式中大部分临床组与对照组之间并未有质量差异。在某些方面，BPCI 各模式之间以及每个模式内存在差异，包括临床组（例如整形手术、心血管病等），受益人是否做外科手术，是否接受后续医疗护理。 提供者参与：第一年中 4 个提供者参与模式中的 2 个都稳步发展，但是另外 2 个模式出现参与者以多种形式退出

资料来源：个体评估报告和 CMS 记录的每个结果都引入到了本入门书后面的章节之中。

组织

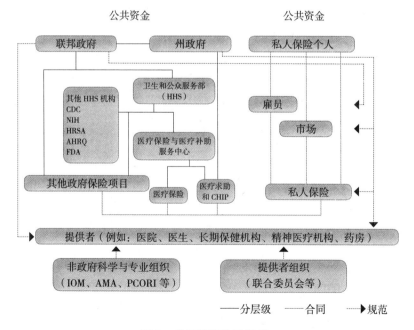

图 2　美国医疗体系组织

医疗服务通过多种途径提供。医疗专业人员，包括临床医生、管理人员、技术人员和科研人员，为患者提供多种服务。医疗机构提供住院、门诊、社区或后勤服务。这些设施由政府（联邦政府、州政府和当地政府）和私营部门提供。约40%的医保工作岗位是在医院内，21%的岗位是在养老设施内，16%的岗位是在医师事务所内。私营部门包括各类医院和诊所，例如基本医疗、紧急医疗、门诊治疗、专业诊所医疗、心理健康与计划生育。私人实体同时经营长期医疗机构、专业护理机构、康复机构、心理治疗机构、临终关怀医院和养老院。政府提供军队和退伍军人医疗服务、公共医疗服务和印第安人医疗服务。美国医疗体系改革的一个主要驱动力为技术革新。医学研究催生了新技术、新药物以及发展迅速的器材革新。感染控制、微创手术技术、生殖技术进步和癌症基因治疗的临床变化扩散到医疗体系，它们号称能延长寿命并提高生活质量。这些进步对病人恢复结果的改变还很滞后，许多创新从未投入临床试验以确定或估计其价值。因此，美国无疑是一个技术上最先进的医疗体系，但它与其他支出占GDP百分比较少的国家相比并未享受最好的国家层面的结果。

基本医疗医生约占所有美国医生的三分之一，他们以小型的私人或集体所有权的方式运营。患者可以自由选择医生，但健康计划需要与"网络内提供者"协商费用安排，鼓励患者选择这些医生而不是"网络外"的医疗提供者。在一个更严格管理的安排下，患者将被分配到某一个可以起到"守门"作用的基本医疗服务提供者。

专科医生可以在私人诊所和医院工作。一些保险计划（如健康维护组织）需要由基本医疗医生转诊到专科医生，并限制患者选择医生，而其他计划（如优选提供者组织）给患者更广泛和直接的选择。由于医疗补助制度患者的报销比率低以及安全网项目对专科医生而言有限，医疗补助制度受益人和未投保的人群很难获得专科医生的治疗。专科医生同基本医疗医生一样，收入来源于与保险机构的协商所得费用、按人头付费制和管理设定费用，且一般不允许收取超过费用价目表设定的费用。多学科和单一学科专科医生群体越来越常见。专科医生可以为参加公共或私人保险的患者看病（Mossialos et al., 2015）。

监管

许多专业和子专业的医护人员必须获得从业许可证。这些许可证由各州颁布规章。医疗许可证由"医务委员会"在国家和地方层面颁发，包括要求在指定时间内更新和重新注册。联邦政府下属的美国药品强制管理局授予开药和配药的联邦许可证。

由于市场的几个独特特点，美国的专科医生发挥了不寻常的作用。①法律没有强制规定需获得专科医生认证。美国医生可以自称为专科医生，然而欧盟国家不允许这样做。②全科医生与专科医生之间的界限非常模糊。专科医生经常把其专业与全科医疗相结合。将专业与基本医疗相结合具有经济优势。③专科医生自我监督专业性，这些负责监督的专科医生往往是学术领域的领导者。当涉及一个专业群体的自身利益时，他们会通过提出具体要求来控制群体人数，但是全科医生在这些事情上没有发言权。由于经济和地位的原因，有必要规范专业名称，这方面相对缺乏管理，不像医疗许可证在美国市场是由各州管理。

诊所和医院等设施由独立的组织认证，然后达到联邦和各州的要求，确认设施符合"医疗标准"。美国外科学院、美国医师协会、美国医院协会和美国医学协会共同制定了医疗机构服务标准。非政府组织联合委员会得到医保和医助服务中心以及美国卫生与人类服务部授权，开展认证工作。

许多州都已颁布"需求认证"法律，该法律要求在设立任何新医疗设施时，都必须证明有未满足的需求，以证明资金的支出是合理的，无论是公共资金还是私人资金。

针对药品和医疗器械建立了独立的管理流程和架构，对工作场所健康和安全标准也建立了独立的流程与构架。保险业是在州层面进行管理的，承保人必须证明自己有财政能力向消费者提供合格保险，包括医疗保险。ERISA法的生效设定了养老金计划和由雇主提供的医疗保险的最低标准。

行为

Weisz 已经注意到美国对医生，特别是专科医生行为的控制和管理方式十分独特。

美国医疗行业在研究生医学教育中引入一项真正的创新，即重新认证，通过阶段性考试（通常每六到八年一次）确保专科医生的专业知识始终跟上行业的发展。重新认证制度创立于 1969 年，在 1973 年采用为政策，在 1978 年被美国医学专科委员会（ABMS）和其成员委员会采用为政策。到了 1990 年，美国几乎所有的委员会都颁发具有有效期的证书，约一半的委员会认证的医生持有具有有效期的专业证书。2000 年 3 月，美国医学专科成员委员会投票将现行的重新认证方案发展为认证维护方案。此项转变旨在以一种持续性的自我评估过程代替简单的考试（Weisz, 2006）。

由于证书的角色持续在改进并组织私人和公共支付体系，所以没有太多规定。证书给付款人一个标记，是对提供某种专科医疗服务医生的认证，以便根据专业和流程类型进行支付和指定支付水平。

费用

美国每年的人均医疗支出居世界首位，在 2013 年达到了 9086 美元。OECD 最近的报告显示，从 2008 年起，由于大衰退，美国的医疗保险支出增速放缓。然而随着经济状况的好转，增速又开始缓慢回升。美国 2015 年的总支出增长了 5.7%（Altarum Institute, 2015）。无论付款人是私人部门还是公共机构，都采用各种途径试图减少支出，例如：签订"狭窄网络"合同（网络内医疗提供者人数更少，且经特殊协商所得费率较低），扩大对医疗服务的使用进行审查和控制，与提供者签署按人头付费和风险分担合同，使用管理式医疗技术（见管理式医疗章节）。基于价值的采购这一概念越来越普遍。美国的 healthcare.gov 网站将基于价值的采购定义如下：

> 医疗保险提供者的报酬与其服务的改善相挂钩。这种支付形式让医疗保险提供者同时对医疗成本和服务质量负责，以减少不合理的服务并对服务最好的提供者予以认可和奖励（HealthCare.gov, n.d.）。

医疗服务提供者如位于北卡罗来纳州海波因特的健康基石医疗计划与付款人签订了基于价值的合同。《纽约时报》上的一篇文章写道，健康基石已经基于其所提供医疗的适合度和价值进行收费，而不是基于数量（Abelson, 2016）。报道形容健康基石医疗计划可能对基于价值的合同过于雄心勃勃，从而失去了自己许多依靠 FFS 赚钱的专科医生。健康基石医疗计划需要资金注入并于最近被美国威克森林浸信医学中心收购。健康基石医疗计划的经历象征了医疗提供者面临的诸多挑战，他们响应政府倡议减少费用。在提高质量和节省成本的同时，这些倡议会将个体实践置于财政风险之中。

开发非专利药品始于医疗保险的处方药计划（2005）并不断发展，为美国参与医疗保险的老年人提供了药物福利。如果按处方数量计算，目前美国绝大多数的处方都是仿制药。然而，新药物，特别是生物制剂目前尚无仿制药，因其初始价格高昂，且在诸如癌症等重要类别内的药物价格持续上涨。尽管立法的变化创造了引入生物仿制药的途径，然而这些药并未被医生和患者大量使用。

质量

美国卫生和公众服务部发布了"国家质量战略"（2011）并将其作为平价医疗法案的一个组成部分。这项战略主要是努力减少医院获得性感染和可预防的再住院现象。老年保健和医疗补助计划（CMS）增加了医疗服务提供者质量措施绩效的公开数据报告，包括 4000 多家医院治疗过程、结果和病人体验措施的医院对比报告。在缺乏医疗保险数据的领域，平价医疗法案同时增加了个体提供者的信息。各州已经制定了各自的公开报告制度和措施，其中一些包含门诊治疗的内容。

2012 年 10 月开始对老年保健计划患者可避免的再住院情况进行罚款。Blumenthal 报告称自从该倡议启动，全国 20 天再住院率从 19% 下降至 18% 以下（Blumenthal、Abrams & Nuzum, 2015）。另一个项目通过减少老年保健计划对服务最差医院 1% 的支付金额，鼓励减少医院获得性感染。最近的数据显示，全国范围内医院获得性感染率首次下降。医疗保险计划和大多数私人承保人正在实施"按价值支付"计划。通过成本与质量措施的组合方式，让最好的医院和医疗团体接受"重新分配"的老年保健计划的医疗保险支付。

服务可及性

平价医疗法案的引入主要是为无保险的美国公民获得更多的可及的卫生保健服务。本报告前面提到约 2000 万美国公民通过平价医疗法案购买个人保险，他们中的许多人享受政府补贴。美国总统唐纳德·特朗普在竞选时承诺要废除并替换平价医疗法案。有多少刚通过平价医疗法案获得保险的美国人将失去保险还有待观察，而作为改变了美国医疗保险结构的平价医疗法案中有多少内容将在新总统的改革中保留下来也待定。

健康状况

导致死亡的主要原因包括心血管疾病（25.4%）、癌症（23.2%）、中风（5.6%）、慢性呼吸系统疾病（5.3%）和意外伤害（5.1%）。活产婴儿死亡率为 6.7/1000，远高于其他大多数高收入国家。男性的平均寿命为 76 岁，女性为 81 岁。寿命低于其他非白种人群体；社会经济状况与健康相关：低收入、低教育程度人群的死亡率和发病率更高，获取的卫生保健服务较少：他们的失业率更高，从事低技能、没有医疗保险的工作的比例更高。美国肥胖症流行，33.8% 的人口符合肥胖的临床定义（男性为 32.2%，女性为 35.5%）。临床研究发现，较高热量的饮食习惯和久坐的生活方式与肥胖症存在关联。

患者满意度

2016 年 11 月美国大选以来，国会参众两院的多数共和党已经开始讨论了其竞选承诺（国会人员和当选总统的特朗普提出了类似的承诺）要"废除和替换"平价医疗法案（又称奥巴马医改）。凯撒健康追踪民调发现 5 名美国人有 1 人支持"仅废除"，其他的大部分人表示反对彻底废除或在确定取代平价医疗法案新保险的确切细节之前不想废除该法案（Kirzinger，Wu & Brodie，2017）（见下图）。

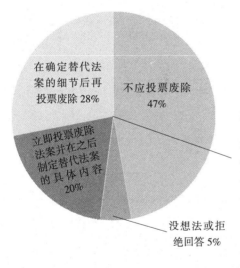

在确定替代法案的细节后再投票废除 28%

不应投票废除 47%

立即投票废除法案并在之后制定替代法案的具体内容 20%

没想法或拒绝回答 5%

大多数美国人希望议员要么保留平价医疗法案，要么在确定替代法案的具体内容后废除平价医疗法案

对于 2010 年医保法案不同意见支持者比率：

图 3　美国患者满意度情况

资料来源：凯撒健康追踪式民调（于 2016 年 12 月 13 至 19 日开展）。

国会将何时和如何改变或替换平价医疗法案引发了公众的广泛关注，特别是对于通过平价医疗法案获得医疗保险的那 2000 万美国人。

同一份凯撒民调还向美国人问及特朗普新政府关于医疗保险优先事务的问题。人们最关心的问题是降低自付费用和处方药费用，其他的看法涉及医疗的总体费用和废除奥巴马医疗医改。

唐纳德·特朗普和美国新一届国会在医疗保险问题上应采取下列哪种态度，将其列为首要任务，认为其重要但并非首要任务，认为其不那么重要，还是不需要做什么？

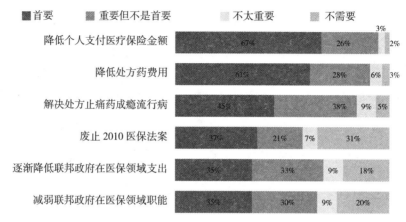

图4　降低自付费用是医疗保险的首要任务

注：问题措辞使用缩写，全部问题的措辞见顶行。没想法／拒绝回答部分未显示。
资料来源：凯撒健康追踪式民调（开展于2016年12月13~19日）。

风险防范

　　儿童和成人的免疫计划由美国疾病控制和预防中心的免疫实践咨询委员会（ACIP）制定。目前，ACIP向0~17岁的孩子推荐了14种免疫接种。各州有时需要为上公立学校的孩子提供免疫接种（如麻疹、腮腺炎、风疹或麻疹）。在其他情况下，尽管私人和公共承保人报销（涵盖）疫苗及其管理费用，但是，在美国市场推荐接种的疫苗（如宫颈癌和生殖器疣HPV疫苗）的普及率相对较低。平价医疗法案出台之后，所有私营承保人均报销ACIP推荐的免疫接种的费用。

三、当前转诊和接诊改革

"以病人为中心的医疗之家"模式强调医疗的连续性和协调性，这一模式已引起美国专家和政策制定者的兴趣，并作为加强基本医疗和更紧密连接卫生保健服务和社区服务的一种手段和支持。2016年6月国务院发展研究中心社会发展研究部代表访问了基石医疗保险机构。该机构是位于海波因特的一个提供"医疗之家"服务模式的私营团体。上文描述的责任医疗组织、捆绑式支付和医疗机构是最近的改革创新，但结果并不明确。提供者试图提供更高质量或是更高数量的医疗，上述基石的经历是对他们的一个危险警示。

另一个趋势是责任医疗组织（ACOs）逐渐增多，这些提供者网络假设合同上对于向特定人群提供医疗的责任已满足了质量目标的要求。责任医疗组织的服务提供者分享由于预期支出和实际医疗支出的差异所节省的费用。公共项目和私营承保人已经设立了超过700家责任医疗组织，有超过2350万美国人参与其中。公共医疗保险推动的两个责任医疗组织项目，即医疗储蓄共享计划（MSSP）和先锋责任医疗组织计划已经启动，这两个计划共包括超过420个责任医疗组织，覆盖美国14%的医疗保险人口，约780万美国人。患者表示他们拥有更好的医疗体验，跟踪指标显示治疗措施整体有所改善，费用也有所节约（Mossialos et al.，2015）。

美国"管理式医疗""健康维护组织"和"健康计划"的方法

　　正如前一章节所指出的那样，美国医疗保险体系的方法十分独特，主要体现在私营部门高度参与到医疗服务的提供、资金筹集和支付各个方面之中。私营部门由非营利性医院和承保人以及营利性医院、医生团体和健康承保人组成。本调查十分感兴趣的国家方法的特点是"管理式医疗"（MC）。我们采用管理式医疗来描述美国市场所演变出的联合卫生保健服务的多种结构。管理式医疗是"按服务收费"（FFS）的替代品，希望能够提供更全面的医疗，向适合的特定人群提供福利覆盖，并在具有成本效率的同时保持高水平医疗。管理式医疗结合了基本医疗和专科医疗。为了更具成本效率，在管理式医疗方案之外涌现出新的结构和流程。这些结构与流程旨在平衡成本与质量的同时提高服务的可及性①。如下所述，最初出台管理式医疗方法是用以回应特定团体的需求。第二次世界大战后，美国医疗保险支出开始上涨，该方案逐渐演变，形成针对特定患者群体不断上涨的医疗保险支出的一个全面的方案（在特定的州被定义为老年医疗保险计划覆盖的患者人群，或是由雇主选择管理式医疗计划作为健康承保人的雇员等）。

　　Kongstvedt 认为美国式的"管理式医疗"源自 1910 年华盛顿塔科

---

① 虽然"获得医疗服务"受限于已选择的管理式医疗计划中的提供者。

马的"健康维护组织"（HMO）（Kongstvedt, 2009）。患者接受类别众多的卫生保健服务，这些服务由在"西医诊所"赚取月薪的医疗工作者提供。随着时间的推移，"管理式医疗"的概念逐渐涵盖有限的服务类别，这些服务针对的是参与计划的"成员"或其覆盖人群。计划所包含的福利与覆盖的人口有关。因此，它变成了选定的基本医疗服务和专科服务的一种组合。例如，如果管理式医疗覆盖的人口包含育龄妇女（这通常是雇主的一类员工），那么这个计划将包含孕期、孩子出生时和出生后特定的妇幼健康福利。这些妇幼福利即为专科医疗。"管理式医疗"计划是适合于所涵盖人群或"成员"的基本医疗服务和专科服务的组合。

20 世纪 80 年代以来，随着小规模健康维护组织开始使得越来越多的美国人参与到各种类型的"管理式医疗"计划之中，情况发生了很大的改变。这一参与比例的不断增长源自 1973 年通过的《联邦健康维护组织法案》的推动。这项《法案》由 Paul Ellwood 博士与美国卫生、教育和社会福利部（现称作美国卫生和公众服务部）讨论提出，目的在于控制逐渐上涨的医疗保险费用。人们希望通过让美国的医疗保险患者参与包含综合服务的按月度（会员）付费的健康计划，来代替支付结构中占主导地位的按项目付费。该法案的其中有一段指明"要求如果计划提出正式要求，向 25 名或以上雇员提供有赔偿金保险的雇主，也需提供最多两种不同类型的联邦认证合格的健康维护组织作为选择。"（Kongstvedt, 2009）健康维护组织迅速发展，演变出各种不同的支付和服务结构，在高人口密度地区和医疗保险市场成熟地区不断涌现出新的计划。

快速增长的健康维护组织参与度一直持续到 20 世纪 90 年代中期，Gable 估计 1995 年约 5820 万美国人参与健康维护组织（Gabel, 1997）。尽管健康维护组织的参与度不断增长，雇主仍对持续上涨的医疗保险费用日益沮丧，所以新的管理式医疗保险工具出现了，新的术语甚至避开了"管理式医疗"这个词。

> 十五年或者更早之前（约为 1995 年），很容易将不同类型的管理式医疗组织（MCO）区分开来。健康维护组织（HMO）作为优选提供者组织（PPO）和定点服务（POS）计划在当时是不同类型的组织且目的也正在于此……如今，因为有负面的关联，"管理式医疗"这一术语的使用频率已经减少……事实上，许多公司即使仍按照管理式医疗的方式运营，但已经开始使用历史更悠久的"健康保险"，还有一些组织使用概念更为模糊的"健康计划"自称（Kongstvedt，2009，p16）。

我们在本报告中使用管理式医疗、健康维护组织和健康计划这三个可互换术语来描述全面集成的且可替代按项目付费的服务。名称在不断演变，但称作管理式医疗组织、健康维护组织或服务点计划之间的具体差异并不具备什么有用的价值，不值得引介到其他国家的市场。我们认为美国对管理式医疗组织和健康维护组织的法律定义十分奇怪，这些定义反映了美国市场的变幻莫测。本报告认为管理式医疗的价值在于其发展过程中出现的工具和架构。我们在此简要介绍历史是为了表明这些工具的来源，同时也是讲述一个警示性的故事。言语十分重要，消费者/病人和雇主在使用管理式医疗的架构和工具时都会形成自己的看法。这些工具，如"利用回顾"（UR），将继续存在，即使病人可能不喜欢他们的医疗被管理这一理念，因为他们认为"管理"意味着获得更少的医疗和服务。然而，当确定了高度利用医疗服务的人群时，利用回顾将作为工具继续保留，回顾工作将向医生提供反馈，以对其寻求较高和较低的医疗服务利用水平之间的平衡加以"管理"，同时为患者提供更好的治疗。正如"铁三角"所提醒的，费用、水平和医疗服务的可及性三者的关系极难平衡，管理式医疗旨在对这三个相互竞争的目标进行平衡。

"管理式医疗"作为服务选项的术语的使用频率在降低，因为雇主对越来越多的参保雇员参与了该计划但同时并没有减缓 HC 成本的上升的现象感到不满，而雇员也不再对其抱有幻想，因为他们认为"管理"意味着更少的医疗和选择。但是管理式医疗工具的使用量却如下所述有所增加。

管理式医疗的许多架构和流程的出现距今已经超过 40 年。

·PPO——优选提供者组织 – 与选定的"优选"卫生保健服务提供者签署合同并拥有折扣。

·UR——"利用回顾"——可以用于药品、诊断、治疗等方面，通过对所有相似诊断病人及其保险计划进行对比，回顾性地分析和判断个体医生的利用情况。

·"事先授权"——要求病人接受服务前必须预先得到计划诊断和治疗的授权。

·按人头服务制——按月付费获得特定服务，此计划必须涵盖投保人群（通常称作计划的"会员"）一定的服务类别，按月支付的集体总费用限制了投保人的资金负担；如果实际服务费用超过每月支付的费用，那么医生（有权控制费用）需要对收取费用外的支出负责。

·基本医疗医生（PCP）——被分配或指定一定数量病人的管理式医疗基本医疗医生担当的一个新角色，他们负责向这些患者提供一系列选定的医疗服务；基本医疗医生通常扮演资源经理角色，承担"守门人"的职责（见下文）。

·守门人——"守门人"的角色由医生扮演，他们必须批准患者是否获得需要额外的诊断、治疗、专科治疗和住院治疗。

·"门槛保护"（TP）。当基本医疗提供者扮演基本医疗医生 / "守门人"的角色时，医疗计划采用门槛值来对医生的资金支出责任加以限制：保护的含义就是当达到某个门槛值时，医疗计划将停止减少对个体基本医疗医生资金池的资金支出。

一、管理式医疗背景下关于转诊和接诊的重要考虑

转诊和接诊服务的定义包括医生费用，这部分费用并不被认为是用于基本医疗。大部分管理式医疗计划都将接诊医生和非医师专业人员（如心理学家）纳入接诊费用类别，而对辅助服务（如实验室、放射科、药剂科）则单独进行处理。

在大多数管理式医疗计划中，非基本医疗的专业人员的有关费用通常大大高于基本医疗服务的费用，前者一般情况下是后者的 1.5 倍到 2 倍。

美国（2014 年）有三分之一的患者由基本医疗转诊到专科治疗，专科医生的接诊数占患者就诊总数的一半。

健康维护组织中转诊所利用的一项有效衡量指标是每位基本医疗医生每一百次出诊中的转诊率。更为通俗点说，就是每年每千名会员的转诊率（每千名会员的年化转诊率）。大多数管理式医疗计划中包括了以上两种指标用以掌握由基本医疗医生进行转诊的行为，一种是转诊到专科医疗服务的利用回顾；也包括年转诊率指标，用以体现投保人群中专科治疗的可及性及需要。

二、结合按人头服务制采用基本医疗来分配资源

管理式医疗可以使用按人头服务制来提供基本医疗服务。通过向

基本医疗医生支付固定费用（通常按每个成员每月费用支付），使基本医疗医生拥有管理资源的权利。虽然有人反对基本医疗医生既是服务提供者又是资源管理者的做法，因为这两个角色之间有利益冲突，但是随着按人头服务制的出现，美国市场依然出现了越来越多的将转诊到专科治疗和住院治疗作为按人头付费管理的模式（Pellegrino, 1986）。三个非主要风险池：转诊、医院和辅助治疗。一些管理式医疗有第四个风险池："其他风险池"，用来阻止损失和医疗事故。一些健康维护组织将辅助治疗与"其他池"结合（其中医生没有任何利益）。

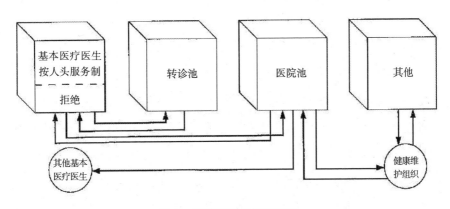

图 1 美国管理式医疗组织

如上图所示，例如，基本医疗医生收取每人每月（PMPM）11.25美元混合人头费（为基本医疗服务混合）。对于每个成员，每人每月需向按人头服务制池交纳22美元用作转诊服务费，每人每月向按人头服务制池交纳40美元的住院服务费。基本医疗医生实际上并未从这些池收到钱；是医疗计划在管理着这些钱。年底会在各个池之间进行对账。

三、医生中与按人头服务制风险有关的分配和激励机制

医疗计划中的风险由所有医生共同分担，但是回报则可能属于个人。在一个医生群体中，基本医疗医生负责管理按人头服务制的资源并对是否需要专科治疗做出最佳判断。可以对每位基本医疗医生每100次出诊的转诊次数进行追踪，并且基本医疗医生之间可以进行对比。对于管理治疗费用的财务风险，问责可针对基本医疗医生个人或团体。在许多情况下，只需要提供他们使用按人头服务制的资金、池内资金和转诊率的反馈信息，就可以制定出更多管理资源的准则。

当基本医疗医生由于管理资源而面临个人财务风险时，可以使用多种风险共担机制。例如："当两项资金全部被覆盖后，任何超出的资金都可由医生分担或支付给医生。一般而言，只有那些在自己的风险池中有结余资金的医生才能得到钱。例如，一名基本医疗医生的转诊服务资金是用于其自己的患者的。如果这些会员服务的费用在转诊池有结余，且如果整项计划的机构性服务池有剩余的钱，那么基本医疗医生就会按比例份额获得钱。换言之，医疗计划中的所有医生共同分担风险，但是回报则是属于个人的。另一个例子是，一些医疗计划已经决定，基于利用以及质量和会员满意度措施来分配转诊和机构性服务池内的结余资金……"（Kongstvedt, 2009, 131页）

另一种促使医生对资源的使用负责的常见手段是使用"门槛保护"（TP）。当到达某个门槛值时，医疗计划停止减少个体基本医疗医生的资金池支出。该计划可以根据基本医疗医生的会员基数设定不同的门槛保护值。例如，当基本医疗医生的成员少于300名时，门槛可设定在2000美元。当基本医疗医生的成员多于800名时，门槛可设定在4000美元。门槛越低，高支出病例对个人按人头服务制资金影响越小，而对整体医疗管理的影响越大（Kongstvedt, 2009）。Kongsvedt指出，如

果门槛保护值太低，医生可能受不当激励，驱使他们花光费用以超过门槛值，从而实现保护。他还指出，对多余的费用的同行审议十分有用，同行审议采用社会比较法，促使过高的支出向平均水平方向移动（存在或不存在财政风险），并维持担当医疗计划资源管理者的团体承诺。

也有人指出，一些基本医疗医生有时可能遇到高支出的患者，所以基本医疗医生希望更多群体参与。危重病人从定义上看几乎就是高成本患者。风险分担计划鼓励基本医疗医生将高成本患者从他/她的风险池中移除。当代管理式医疗方法允许将危重病人从基本医疗医生的个人患者池移到高风险池，这样可以消除因分享资金风险对基本医疗医生带来的不利影响。一些管理式医疗计划在整个网络中分担该风险。这样做减弱了任何基本医疗医生的个人决定对资源管理带来的影响，并且可能减少他们想成为资源管理者的动机。

随着病人的汇集与激励因素的演化，高成本的患者和高强度的慢性疾病都从基本医疗医生患者群转移到基本医疗专科池，由接受过有关疾病高等训练的专科医生作为这个选定患者群体的基本医疗医生进行协调。

四、守门人与授权

由于医院和专科治疗的费用通常更加昂贵①，医疗计划旨在管理资源。医疗计划期望能够提供高质量、低成本的基本医疗服务，并在转诊到专科治疗或住院治疗之前实现良好质量的治愈效果，或者替代转诊到专科治疗或住院治疗。基本医疗医生作为资源管理者的一项流程

---

① 在一项管理医疗计划中，医院或机构性服务费用通常在一项管理式服务计划中占总健康费用的40%或更高比例。

是"进行授权"：无论医疗计划的会员何时转诊到咨询医生那里，基本医疗医生都必须签发独特的授权。

该授权仅可用于一次问诊并支付一次诊费。只有被授权的服务才可报销。由于患者对获得治疗的限制很敏感，所以经验表明，在患者参与医疗计划之前充分并公平地公开授权系统十分必要[1]。医疗计划已经建立了各种系统，通过接诊医生或专家实现二次转诊。在某些情况下，一些接诊医生明确禁止二次转诊：接诊医生无法授权一个会员的额外转诊。这种方法中的接诊医生必须让病人再次转诊回基本医疗医生，由基本医疗医生考虑并可能进行再次转诊。这样做避免了出现接诊医师实际上是在基本医疗医生未参与的情况下将基本医疗医生中按人头服务制的资金用在了其患者身上，从而破环了基本医疗医生管理资源的角色。

鉴于消费者对获得治疗的限制有负面反应，管理式医疗允许病人自我转诊，但这样做必须承担费用。未得到基本医疗医生授权而这么做的患者在寻求额外治疗时获得的保险更少或者无法获得保险。实践证明：寻求未授权专科治疗的账务障碍减少了社会上对那些必须拒绝治疗和授权的基本医疗医生的压力。自我转诊财务责任的增加对于不喜欢"拒绝治疗"和拒绝做出转诊授权决定的医生来说更具有吸引力。患者更倾向于承担财务费用的自我转诊，因为他们可以选择通过支付更高的费用来保证他们服务的可及性，治疗不会被拒绝。

Cochrane 在一份包含 17 项研究的多元分析中指出基本医疗医生的作用以及转诊和接诊系统的许多重要的特征（Akbari et al., 2008）。这份分析列举了几个有前途的实践。

· 如果能向治疗提供者更积极地提供有关转诊结构和流程的教育，

---

① 随着管理式医疗的发展，这已成为一项法律要求。

转诊可为患者带来更好的治疗结果，提高医生的满意度；

·转诊清单或"列表"中描述了开具转诊的医生需要提供给接诊医生的特定信息；

·财务变革[①]可以增加转诊数量，但是并不一定会增加患者所获治疗的质量；

·听取机构内部的第二意见（在转诊到网络外或医院以外之前）和使用"中间"的基本医疗替代方案（针对介于初级治疗和专科治疗之间的特殊慢性病或高成本疾病的服务）十分有前途，但是缺少足够的数据来确定新系统之间成本、水平、获得和病人对治疗的满意度的关系。

五、支持转诊和接诊的信息

基本医疗医生在签发转诊时通常会说明病人转诊的原因、支持转诊决定的诊断、治疗历史小结和对接诊医生的特定要求（诊断、可能的治疗、诊断中未解决的问题）。在理想情况下，基本医疗医生会收到接诊医生对诊断、治疗、病人的预后和进一步计划的反馈。不幸的是，由于缺乏整合的电子系统，接诊医生的反馈信息可能不会反馈给基本医疗医生，或依赖病人、"体系"（一个纸质文件系统）提供。基本医疗医生转诊的早期经验发现该情况是与转诊相关的普遍抱怨：没有接诊医生关于病人的信息或是信息不完整。

初级治疗医生与他人共享的患者信息可以通过传输物理文件的方式来实现，但如果有电子系统，信息共享可以更便携和方便。美国历史上没有常见的信息系统（或不同系统之间互通性），因此，电子记录

---

① 对于基本医疗医生转诊进行激励或消除转诊障碍的激励。

的可便携性一直是个障碍，直到过去十年才得以解决。大型医院系统中最近出现了 Epic 系统，这是一个包含病人信息、医疗账单和资源使用的私有系统。随着 Epic 的市场份额不断增加，不兼容和互通性问题已经减少。然而，政要及医保和医助服务中心的管理人员接到投诉说，Epic 并未解决互通性问题，不同电子系统之间的数据传输仍然有困难，而且价格高昂（Tahir, 2014）。承保人已经开发出自己喜欢的系统，可以将自身系统与医院和医生诊所团体的 Epic 系统相连接。

公共医疗补助制度和老年医疗保健计划对报告和账单共同操作系统的需要越来越强烈。这个系统包括对医疗保险中住院保险和补充性医疗保险部分电子诊断、治疗和账单／支付的要求。这样的要求帮助美国的系统迈向全国性的系统，提高其处理能力。1996 年的健康保险流通和责任法案（HIPAA）旨在通过规范医疗保险交易，提高美国的医保系统的效率。ANSI ASC X12（837）格式的 EDI（电子数据交换）标准可以用于电子索赔。HIPPA 出台之后，经济和临床健康医疗信息技术法案（HITECH 法案）于 2009 年出台，旨在鼓励电子健康记录的使用。2010 年颁布的平价医疗法案同样包含了对电子健康信息记录、保险登记和信息共享标准的要求。由于国家医疗卫生体系的变化与改革，许多相互竞争的健康记录系统的可操作性问题已经或正在被解决。采用这些系统进行转诊和接诊信息共享的能力以及了解这些行为带来的财务影响的能力正在加强。

值得注意的是，发表的文献显示，人们对电子系统在转诊和接诊信息共享方面存在偏见。

上述所有管理式医疗结构和流程都得益于电子健康记录以及财务和账单信息。管理式医疗已有五十多年的历史，但是可以将这一美国系统称为更加电子化集成的时期也就是过去的 5~10 年。人们可以从那段历史中推断，在一个未充分集成的电子健康记录系统里，可以采用管理式医疗工具完成转诊和接诊。但是几乎所有的人都会同意，建立起一个与财务和账单系统相匹配的功能齐全的电子医疗档案系统，可以使管理式医疗工具的建立和维护工作更加容易。

六、总结

管理式医疗已建立了多个架构和流程来推动分级诊疗的利用：加强初级治疗并与对包括专家治疗在内的稀缺资源进行管理的财务系统相结合。基本医疗通常指基本医疗医生，他们作为资源管理者被认为对患者直接做出的治疗决定是采用质量均衡激励措施来减少过度利用更高成本专家治疗的最佳杠杆点。在患者接受更高成本服务或承担更高成本的自我转诊之前，服务的可及性可通过基本医疗提供进行管理。

管理式医疗过程和架构有许多限制、保留或直接的异议。简而言之，这些异议与优选提供者组织、基本医疗医生、守门人和预先授权设置的"可及性"约束有关。其他工具（如按人头服务制、资源池等）都是与那些"可及性"控制相关的财务机制。需再次提醒读者的是，由于消费者表示厌恶他们的医疗服务被"管理"，管理式医疗已偏离了"管理式治疗"。消费者太容易将医疗服务的质量与医疗服务的数量挂钩。"他们做了他们能为我做的一切"，像这样的言论就体现了这方面的情绪。在患者心中，限制获得所有可用的治疗就是限制获得高质量治疗。存在的挑战是既要维持患者的满意度，又要实施旨在平衡成本、质量和获取医疗服务的架构与流程。

五个国家转诊和接诊模式的特点
及经验启示

一、特点

  分级医疗体系假设体系中有一套独特的名称，因而"基本医疗"可以根据提供服务的不同地点与门诊治疗、住院患者或住院治疗相区分。基本医疗有其自身的功能、科学文献、规章、体系结构与过程以及指定的付款，均与其他广义的"专科"医疗不同。日本、英国、美国和德国等运转良好的分级医疗体系允许患者通过体系获取多重水平的选择（包括经济动机／抑制因素）穿过整个医疗系统，用以获得其诊断和治疗历史所示的最佳循证医疗服务。患者可以在基本医疗和专业医疗之间变动。这些变动费用较高、不协调，并且会减弱患者的治疗结果，导致未完全使用或者过度使用体系中最适合的医疗服务。我们对患者转诊路径的各种方案进行了描述，这些方案更好地利用了专家的能力，同时节省了更高级别医疗咨询通常所需的更高的费用。

  根据日本的经验，改进的分级体系可以让专科医生避开治疗小病，专注于高强度、高复杂性的诊断和治疗，进而提高医疗和患者的治疗结果。日本、德国、英国的复杂体系介绍也体现了医疗机构之间更为清晰的区分，例如，当地的诊所和专科医院，这些区分可将当地的医疗能力集中。普通诊所可以提供高度复杂、高效和高水平的初级或常规医疗，但并不旨在提供多种疾病状态所需的所有治疗。以专科医院为例的其他医疗机构可以被科学地组织起来，用以提供其他类型的诊断和治疗服务。患者需要获得适合的下一级治疗或者基本医疗诊所没有能力诊治时，可以去专科医院进行治疗。其他国民医疗保健体系向公众提供治疗质量的信息。这些信息有助于患者选择医疗服务并更有信心相信自己选择的是高水平的医疗服务。患者在缺乏这些信息时只能依靠"口碑"，这导致了缺乏科学合理的手段将将患者引导到治疗体系。但是分级医疗体系带来的所有好处都建立于专科医疗和基本医疗体系已在国家体系中得到完善的建立的假设之上。同时建立于支持区别化医疗及其相应的服务支付体系和电子医疗档案体系均已到位的基础上。

Roberts 等人（2003）发现，在挪威试推出新的支付体系后，患者由全科医生向专科医生的转诊比例增加了 42%。这一系统中的全科医生只提供基本医疗，并以按人头服务收费。在本报告中我们还可以看到，另外 3 个国家（英国、德国、美国）推动的类似转诊办法。进行这些体系方面的变化是假设分级体系已得到完善建立。

Herzlinger（1999）的研究表明，如果将拥有专家优势的"转诊"中心集中在一个地点，就可以有效增强医疗体系结构。然而，该研究还假设患者是位于人口中心，以确保其能够获取医疗服务。他们写道："一个经营良好的专科心脏病机构或疾病控制项目可以从此类中心受益，而常规医院或一般的基本医疗体系则很难受益"。

医疗质量可以通过更好地利用专科医生来提高。从定义上看，专科医生受到过额外训练，接触过更为复杂的诊断和治疗。在循证方法之后提供诊断和治疗可以提高患者的治疗结果，提供更高质量的治疗。通常面临的挑战是将可用的专科医疗服务公平地提供给最需要的人，并且不会给整个医疗体系带来过高成本。

专科医疗与全科医疗对比

专科医疗源于临床知识日益增加的历史发展，同时也反映了每个国家的历史和经济学的突变。随着临床知识日益增加，而学术医学又通过创造研究路径和认可来支持这一增长，因此对专科化的需求将不断增长。如本报告前面所述，专科化主要有两个令人担忧的地方：对患者缺乏整体分析以及专业医疗提供者参加专业培训时，在培训、认证和对经过特殊培训的专业提供者补偿的支付结构方面存在的差异。如上所述，常规的方法是向全科医生提供特定的培训，以确保他们的知识基础与创新及不断变化的医疗模式同步。这个方法也可以作为转诊点，因为在某些情况下全科医生拥有作为"守门人"的特定权力，但这只是全科医生发挥作用的一种途径。

值得注意的是，像德国这样高度监管的市场已经采取措施，支持全科医生的专科发展，并通过联邦私人疾病基金体系（承保人）对获得报销的专科医生类别进行限制。中国的医疗体系可以采取措施提高全科医生的地位，同时考虑如何影响或控制国内认可的和 / 或目前在工作中通过各种保险计划付费的专科医生的数量和类型。

二、经验启示

想要理解转诊及接诊模式在上述各个国家的含义，需要深入全面地了解这些国家的卫生服务系统，而非孤立或者单纯地将其作为一般的社会制度进行理解。如前文所述，一个国家是否具有转诊制度是由其独特的历史、经济、政治、科技、社会和道德所决定的。虽然是经验总结，本文也简要介绍了这些国家一般情况下可能采取的政策及其所产生的结果。希望能够通过介绍，对读者在研究上述国家的情况中有所启发。

全科医生的医学教育

中国卫生系统现在所面临的一个问题是全科医生人员数量及其培训机制的缺乏。尽管政府已经规划并提出了一些政策试点，以期达到2020年每一个家庭都有一名家庭医生的目标。但上述五个国家的经验提示我们，全科医生的教育和培训需要政府官方的支持和认可。日本和泰国即存在缺乏政府官方的认可及相应的专业体系的问题。由于日本厚生劳动省不承认家庭医学，所以日本的医学生无法或很少得到系统的家庭医学培训。但是在英国，从1970年起，全科医生（GPs）便拥有了其专业学会，即皇家全科医师学会（Royal College of General Practitioners），为全科医生的培训提供支持，并监管英国全科医生质量标准。全科医生的培训需要明确定义全科医生的角色及其职责，例如皇家全科医师学会2007年发布的《做一名全科医生》中对全科医生所应具有的知识和技能有详细描述。全科医生的服务范围随着时间推移也逐渐扩大，包括筛查和计划免疫、健康促进、积极的疾病管理以及其他一些之前由医院和社区承担的服务。

我们需要多少全科医生？

当中国在努力增加全科医生的数量时，在高收入国家更多的是关于怎样平衡全科医生和专科医生比例的问题。在一些高收入国家，专科医生的比例远远高于全科医生，许多研究也试图去寻找一个针对全人群的全科医生和专科医生的最优比例。有研究（Friedberg、Hussey & Schneider, 2010）提出，初级保健医生与专科医生之比较高时，可以获得更好的健康结果，包括更低的死亡率、更少的急诊人数和住院率以及更低的人均资金投入。有研究（Starfield、Shi、Grover & Macinko，2005）采用美国1996~2000年的死亡数据和医师数量数据分析后指出，当控制其他可能的影响因素后，每万人增加一名初级保健医师（约为20%的增幅）可以使全死因死亡率下降6个百分点，使婴儿死亡率下降3个百分点。该研究也提出，从健康结果角度看，增加专科医生的数量不会提升全民的福利。

明确全科医生是否是专科医生的替代品

有研究（Starfield、Shi、Grover & Macinko, 2005）比较了全科医生和专科医生所服务病人的疾病结局，并报道了不一致的结果。初级保健医师与专科医生相比，在针对某些十分明确的疾病，比如高血压、糖尿病时，可以提供等质量的医疗服务，且常常花费更少的资源。而专科医生面对本专业的病情复杂的病症时，往往更有资格提供医疗服务。当然，这些研究不可避免地存在可能受一些未观察到的影响因素制约的问题，比如病人的其他特征以及当地的资源条件等。

医疗服务质量的管理既需要关注结果，也需要关注过程

医疗服务质量包含三个方面的内容：组织结构（如人力资源和机构）、服务过程（如临床诊断和治疗）以及结局（如健康状态）。这三个方面都十分重要，但目前而言，有研究（World Bank, 2016）指出，中国的医疗服务质量评价仅仅关注了组织结构，比如关注病床数和医护人员数量，这一点与日本类似。

亟须信息公开

在英国，从 1950 年开始，全科医生便同时接受学会、公众和媒体的监督评审，且这种监督日益严格。例如，专门成立了皇家全科医师学会医疗服务质量促进与健康护理质量委员会来监测、检查和规范医疗服务质量标准。德国有医疗服务质量和透明度管理所来监测医院的医疗服务质量。美国也有服务报告卡，向公众展示医疗服务质量的过程和结果。在英国、美国和德国，这样的制度可以帮助患者自主选择医疗服务，患者对自己能够得到高质量的医疗服务更有信心。但如果缺乏这样的机制，仅靠口头宣传这种不理性的方式来指导患者就医就是不恰当的。

限制患者的选择

中国所面临的一个关键问题是，是否需要从这些国家的健康管理模式中学习采纳对患者转诊的严格控制。在美国，医疗服务过程和组织结构中对转诊有限制、预约以及拒绝三种模式。简单来讲，根据 PPO 和 PCP（美国的医疗保险方案）的规定，拒绝转诊与许可转诊对应，而许可需要获得"守门人"（保险公司指定）的授权。德国与泰国相似，也对转诊有一些限制，但是患者可以自行转诊，代价是需要支付相对更高的费用。相对而言，患者更愿意接受采用经济方式进行限制的自行转诊模式，因为他们可以选择支付更高的费用来获得医疗服务，且不会被拒绝。对于中国而言，转诊和接诊模式的改革是一个系统性的工程，一个有意义的系统性改革也包括对于患者认知和期望的引导。如果医疗服务的可及性被限制，所有系统层面的因素（例如公众的认知、医疗服务资源等）均需要进行调整。

关于中国医疗改革的政策思考：
有关转诊与接诊

一、中国现行住院治疗体系

中国从 1978 年开始实施改革开放政策，将经济从计划经济转变为社会主义市场经济。此后，中国政府开始减少了对公立医院的补贴，从之前的 50％ 降至 2013 年的 4.6％（世界银行，2016；Yip，Hsiao，Meng，Chen & Sun，2010）。中国的医保体系以医院为中心，其中公立医院在中国提供 90％ 以上的住院治疗（世界银行，2016）（Yip et al.，2012）。公立医院的作用主要表现在三个方面：疾病诊断、治疗和药品销售（Liu，Liu & Chen，2000）。中国的大多数医院都设有内部药房，其病人可以直接到这些药房获得处方药（Liu et al.，2000）。政府制定了专门政策来管理医院服务的费用。诊断费用标准很低，以确保医院服务具有公平的可及性。而处方和高科技医疗检查的费用则相对较高。医院可对药品处方有 15％ 的加成（Liu et al，2000、Yip et al.，2010）。这种扭曲的定价体系与按服务收费的体系共同推动了医院追求患者数量，通过从处方和高科技医疗检查这两个项目赚取利益（世界银行，2016）。20 世纪 90 年代，一半以上的医疗支出来自药品处方（Liu et al.，2000）。由于近年来出台了防止过度开药的政策，该比重已降至约

40%（中国国家卫生发展研究中心，2014），但仍远远高于世界卫生组织西太平洋区域办公室（2014）提出的20%这一目标。一项针对四个省份的研究显示，医院对高科技设备也投入大量资金，2006~2009年每百万人CT和MRI设备的增长速度超过了OECD国家（He，Yu，& Chen，2013）。

中国的公立医院分三个等级。三级医院规模最大（拥有超过500张床位），通常设在大城市，医疗水平最高。二级医院有100~499张床位，初级医院有20~99张床位（Yip et al.，2010）。目前，中国在基本医疗方面没有有效的守门机制。没有政策强制国民与全科医生注册，转诊到三级医院去看专科医生也不需要任何前提。中国的医疗体系严重分散、缺乏协调。由于医院需要创造利润以维持生存，所以他们彼此竞争以吸引和留住患者，而不是将患者转诊到其他医院（Yip et al.，2010）。

由于许多初级医院的医护人员缺乏治疗的基本知识和技能，所以基层医疗质量存在严重问题（世界银行，2016）。一份在陕西省农村地区的标准化病人研究表明，医生的诊断过程质量低下，所开处方有很多错误（Sylvia et al.，2015）。人们通常认为二级和三级医院，特别是三级医院的医疗水平会更好（世界银行，2016）。因此，很多人即使患有轻微疾病，都会绕过初级医护，直接去三级医院看专科医生。患者在三级医院寻求医疗服务时，普遍遇到过度拥挤和长时间等待的问题，针对令人失望的求医经历，患者已经表达过不满甚至使用暴力（Hesketh，Wu，Mao，& Ma，2012）。

二、政策建议

组织

要加强中国全科医生人力需要一系列专业的结构性支持，具体内容如下：

（1）中央政府的认可以及强有力的治理。日本和泰国医疗体系存在缺乏认可和专业机构的问题。日本厚生劳动省不认可家庭医学，因此医科学生完全没有或没有得到足够的家庭医疗训练。英国于1948年开始施行英国国家卫生保健服务体系，全科医生面临一些挑战，如缺乏全科医疗标准、缺乏鼓励医科学生成为全科医生的相应奖励、孤立于其他专科医生之外。20世纪70年代，全科医生有了职业代表团体，即英国皇家全科医学院，它作为英国全科医生医疗水平的守护者为全科医生提供培训支持。

（2）明确的角色和责任。1966年，合同要求患者名单最多为2000人。英国皇家全科医学院在其《作为全科医生》一书中给出了全科医生所需的技能和能力的描述，其《良好医疗行为》一书还针对全科医生被期待具有的能力为其提供更常规的指导（General Medicine Council, 2013）。

（3）医院和诊所的功能区分。在日本，医院和诊所的角色和功能没有任何区别，公立医院和私人服务提供者也没有区别。因此，医院网络分散，医院无法扩大规模，使得医生无法达到更好的治疗结果。这点日本与中国相似，即三级医院的医生需要花大量时间来治疗小病。角色的区分应该通过财政激励来实现，如对未经转诊的患者收取更多的费用。

（4）对于全科医生来说，他们还需投入大量时间来提高诊疗能力。好的模式是要拥有规模更为庞大的全科医生团体，其中包含全科医生、护士、医生助理、医疗助理、业务经理和接待员。拥有这样技能组合的团队才能够让全科医生摆脱非临床工作。

质量

转诊质量：Foot、Naylor 和 Imison（2010）的一份研究从必要性、及时性、目的地及流程四个方面举例评价转诊质量。这四个方面可以理解为建立良好运行的"诊断和转诊"能力的模板，同时也可能用于对中国转诊质量的测量。

（1）必要性：患者的转诊是否有必要，且在有必要的时候患者是否被转诊？

（2）及时性：患者的转诊是否未产生任何可避免的延误？

（3）目的地：患者是否第一次即可转诊到最合适的目的地？

（4）流程：此次转诊流程是否在下列四个方面体现出高质量：

第一，转诊信函是否使用易懂的格式包含适当的信息？

第二，患者是否可以选择医疗时间及地点，并在帮助下做出知情的决策？

第三，全科医生、患者和专科医生之间是否能够对转诊的目的和期望达成共识？

第四，转诊前的管理是否全面？

更广泛的医疗质量治理：此处的质量包含三个方面——结构（例如人力资源和设施）、过程（例如临床诊断和治疗）以及结果（例如健康状况）。虽然这三个方面都至关重要，但中国目前所开展的质量检测主要集中在结构上面，如医院床位数量和人力资源。这点与日本类似，质量检测的内容仅仅为每个床位的医生和护士数量。日本的医院不允许参与价格竞争，他们会通过对高科技诊断如 CT 或 MRI 进行投资来竞争。尽管公众对此不满，医疗纠纷以及对专业医护人员的暴力行为继续增加，中国还未出台国家层面的改进质量战略。目前，过度使用抗生素方面已进行相关质量改进工作，但更广泛的质量治理，特别是在基本医疗方面的治理十分必要。在英国，全科医生从 20 世纪 50 年代越来越多地接受学术界、公众和媒体的监督，为此英国皇家全科医学院质量行动项目和英国医疗质量委员会相继成立，用以监测、检查和管理医疗质量水平。

行为

信息公开：中国的患者面临的主要问题是他们无法获得医院医疗质量的信息，他们只信任大城市里的几家大型医院。医疗质量检测需要采用有意义的方法，以反映医疗过程和 / 或结果，同时用于医院认证并向公众公开。信息公开可以帮助患者根据他们的需要和偏好在选择医疗提供者时做出知情的选择，并提醒医院他们正在被监督着，这样医院就会处于同行压力下，从而提高医疗质量。

公众参与：根据泰国的经验，如果基层医疗资源稀缺，志愿者（村级健康志愿者，VHV）会接受健康培训来参与一些基本的医疗活动。另一个策略是让人们（村级健康传播者，VHC）传播健康知识，并为他们的周围的人传授公共卫生知识。对村级健康志愿者和村级健康传播者的投资改善了泰国人的健康状况：产妇死亡率以及 5 岁以下儿死亡率低于任何其他低收入和中等收入国家。中国公众同样可以被赋予获取健康知识和信息的权利。患者可以参与医疗的自我管理，社区医疗医生也可以作为联结患者和医院的纽带。随着中国非传染性疾病负担的不断增加，改变生活方式或疾病管理迫在眉睫。让患者进行自我管理是一个可行的选择，但这需要医生与患者之间有良好的医疗素养、信息公开以及良好的沟通。

Jeffrey Moe　李倪颖　汤胜蓝　执笔

致　谢

　　我们要感谢中国国务院发展研究中心社会发展研究部的各位同事，特别是葛延风先生和张佳慧博士，他们在讨论和回应本报告的早期草稿时提出了有见地的意见和反馈。同时要感谢杜克大学图书馆系统的Hannah Rozear女士所提供的技术援助，在她的帮助下我们开发了本报告所采用的文献综述检索技术。

参考文献

［1］Abelson, R.（2016, December 23）. Cornerstone: The Rise and Fall of a Health Care Experiment. The New York Times. Retrieved from https://www.nytimes.com/2016/12/23/business/cornerstone–the–rise–and–fall–of–a–health–care–experiment.html

［2］Akbari, A., Mayhew, A., Al–Alawi, M. A., Grimshaw, J., Winkens, R., Glidewell, E., ⋯ Fraser, C.（2008）. Interventions to improve outpatient referrals from primary care to secondary care. In The Cochrane Collaboration（Ed.）, Cochrane Database of Systematic Reviews. Chichester, UK: John Wiley & Sons, Ltd. Retrieved from http://doi.wiley.com/10.1002/14651858.CD005471.pub2

［3］Altarum Institute.（2015）. Insights from Monthly National Health Spending Data Through August 2015. Retrieved from http://altarum.org/sites/default/files/uploaded–related–files/CSHS–Spending–Brief_October_2015_0.pdf

［4］Altenstetter C.（2003）. Insights From Health Care in Germany. American Journal of Public Health, 93（1）, 38 – 44.

［5］American College of Surgeons.（n.d.）. History of the American College of Surgeons. Retrieved January 13, 2017, from https://www.facs.org/about%20acs/archives/acshistory

［6］Arai, Y., & Ikegami, N.（1998）. Health care systems in transition II. Japan, Part I. An overview of the Japanese health care systems. Journal of Public Health, 20（1）, 29－33. https://doi.org/10.1093/oxfordjournals. pubmed.a024713

［7］Baseman, 2016 | Susan, Moon, M., Griffin, S., & Dutta, T.（2016）. Payment and Delivery System Reform in Medicare: A Primer on Medical Homes, Accountable Care Organizations, and Bundled Payments. Retrieved from http://kff.org/medicare/report/payment－and－delivery－system－reform－in－medicare/

［8］Bian Que: Deity Doctor of Miracles.（n.d.）. Retrieved January 14, 2017, from http://www.theepochtimes.com/n3/766373－bian－que－deity－doctor－of－miracles/

［9］Blumenthal, D., Abrams, M., & Nuzum, R.（2015）. The Affordable Care Act at 5 Years. New England Journal of Medicine, 372（25）, 2451－2458. https://doi.org/10.1056/NEJMhpr1503614

［10］Boyle, S.（2011）. United Kingdom（England）health system review. Health Systems in Transition, 13（1）, 486.

［11］China National Health Development Research Center.（2014）. China National Health Accounts Report 2014.

［12］Cities and refugees: The German experience | Brookings Institution.（n.d.）. Retrieved January 14, 2017, from https://www.brookings. edu/research/cities－and－refugees－the－german－experience/

［13］Country page for Germany － HSPM.（n.d.）. Retrieved January 14, 2017, from http://www.hspm.org/countries/germany28082014/countrypage. aspx

［14］Fact March 2002 | EBRI.（n.d.）. Retrieved January 14, 2017, from https://www.ebri.org/publications/facts/index.cfm?fa=0302fact

［15］Foot, C., Naylor, C., & Imison, C.（2010）. The quality of GP diagnosis and referral. London: The King's Fund. Retrieved from http://amapro.isabelhealthcare.com/pdf/Kings_Fund_Diagnosis_and_Referral_2010.pdf

［16］Gabel, J.（1997）. Ten ways HMOs have changed during the 1990s. Health Affairs, 16（3）, 134‑145. https://doi.org/10.1377/hlthaff.16.3.134

［17］Gelfand, T.（1980）. Professionalizing modern medicine: Paris surgeons and medical science and institutions in the 18th century. Westport, Conn: Greenwood Press.

［18］German Health Care System – an Overview – Germany Health Insurance System.（n.d.）. Retrieved January 14, 2017, from http://www.germanyhis.com/

［19］Gritzer, G., & Arluke, A.（1989）. The Making of Rehabilitation: A Political Economy of Medical Specialization, 1890–1980. University of California Press.

［20］Hashimoto, H., Ikegami, N., Shibuya, K., Izumida, N., Noguchi, H., Yasunaga, H., ⋯ Reich, M. R.（2011）. Cost containment and quality of care in Japan: is there a trade‑off? The Lancet, 378（9797）, 1174‑1182. https://doi.org/10.1016/S0140‑6736（11）60987‑2

［21］He, D., Yu, H., & Chen, Y.（2013）. Equity in the distribution of CT and MRI in China: a panel analysis. International Journal for Equity in Health, 12, 39. https://doi.org/10.1186/1475‑9276‑12‑39

［22］Health and Social Care Information Centre.（2015）. General and Personal Medical Services, England: 2004–2014. Retrieved from http://

content.digital.nhs.uk/catalogue/PUB16934/nhs-staf-2004-2014-gene-prac-rep.pdf

［23］Health-care expenditure and health policy in the USA versus other high-spending OECD countries - OECD. (n.d.) . Retrieved January 14, 2017, from http://www.oecd.org/els/health-systems/health-in-united-states. htm

［24］HealthCare.gov. (n.d.) . Value-Based Purchasing (VBP) - HealthCare.gov Glossary. Retrieved January 13, 2017, from https://www. healthcare.gov/glossary/value-based-purchasing-VBP/

［25］Henke, N., Kadonaga, S., & Kanzler, L. (2009) . Improving Japan' s health care system. Retrieved January 13, 2017, from http://www. mckinsey.com/industries/healthcare-systems-and-services/our-insights/ improving-japans-health-care-system

［26］Herzlinger, R. (1999) . Market-driven Health Care: Who Wins, Who Loses In The Transformation Of America' s Largest Service Industry. Reading, MA: Addison-Wesley.

［27］Hesketh, T., Wu, D., Mao, L., & Ma, N. (2012) . Violence against doctors in China. BMJ, 345 (sep07 1) , e5730 - e5730. https://doi. org/10.1136/bmj.e5730

［28］Himmelstein, D. U., & Woolhandler, S. (2016) . The Current and Projected Taxpayer Shares of US Health Costs. American Journal of Public Health, 106 (3) , 449 - 452. https://doi.org/10.2105/AJPH.2015.302997

［29］History of Health Insurance ∣ United States ∣ Coverage. (n.d.) . Retrieved January 14, 2017, from http://www.neurosurgical.com/medical_ history_and_ethics/history/history_of_health_insurance.htm

［30］Hughes, D., & Leethongdee, S. (2007) . Universal Coverage In

The Land Of Smiles: Lessons From Thailand's 30 Baht Health Reforms. Health Affairs, 26（4）, 999 - 1008. https://doi.org/10.1377/hlthaff.26.4.999

［31］Ikegami, N., & Campbell, J. C.（1999）. Health care reform in Japan: the virtues of muddling through. Health Affairs, 18（3）, 56 - 75. https://doi.org/10.1377/hlthaff.18.3.56

［32］Ikegami, N., & Campbell, J. C.（2004）. Japan's Health Care System: Containing Costs And Attempting Reform. Health Affairs, 23（3）, 26 - 36. https://doi.org/10.1377/hlthaff.23.3.26

［33］Kaiser Family Foundation.（2013）. Summary of the Affordable Care Act. Retrieved from http://kff.org/health-reform/fact-sheet/summary-of-the-affordable-care-act/

［34］Key Facts about the Uninsured Population | The Henry J. Kaiser Family Foundation.（n.d.）. Retrieved January 14, 2017, from http://kff.org/uninsured/fact-sheet/key-facts-about-the-uninsured-population/

［35］Kijsanayotin, B.（2009, September）. Thailand Primary Health Care Information Systems. Presented at the 4th WHO-FIC Asia-Pacific Network Meeting, Hamamatsu, Japan. Retrieved from http://www.whofic-apn.com/pdf_files/4th_19_11p.pdf

［36］Kirzinger, A., Wu, B., & Brodie, M.（2017）. Kaiser Health Tracking Poll: Health Care Priorities for 2017. Retrieved from http://kff.org/health-costs/poll-finding/kaiser-health-tracking-poll-health-care-priorities-for-2017/

［37］Kissick, W. L.（1994）. Medicine's Dilemmas: Infinite Needs Versus Finite Resources. Yale University Press.

［38］Koike, S., Matsumoto, S., Kodama, T., Ide, H., Yasunaga, H., & Imamura, T.（2010）. Specialty choice and physicians' career paths in Japan: An analysis of National Physician Survey data from 1996 to 2006. Health Policy, 98（2-3）, 236-244. https://doi.org/10.1016/j.healthpol.2010.06.021

［39］Kongstvedt, P. R.（2009）. Managed Care: What It Is and How It Works. Jones & Bartlett Publishers.

［40］Kowitt, S. D., Emmerling, D., Fisher, E. B., & Tanasugarn, C.（2015）. Community Health Workers as Agents of Health Promotion: Analyzing Thailand's Village Health Volunteer Program. Journal of Community Health, 40（4）, 780-788. https://doi.org/10.1007/s10900-015-9999-y

［41］Lakhani, M. K., Baker, M., Field, S., Royal College of General Practitioners, & British Medical Association.（2007）. The future direction of general practice: a roadmap. London: Royal College of General Practitioners.

［42］Leeming, W.（2001）. Professionalization theory, medical specialists and the concept of "national patterns of specialization." Social Science Information, 40（3）, 455-485. https://doi.org/10.1177/053901801040003005

［43］Liu, X., Liu, Y., & Chen, N.（2000）. The Chinese experience of hospital price regulation. Health Policy and Planning, 15（2）, 157-163. https://doi.org/10.1093/heapol/15.2.157

［44］Loudon, I.（2008）. The principle of referral: the gatekeeping role of the GP. Br J Gen Pract, 58（547）, 128-130. https://doi.org/10.3399/bjgp08X277113

［45］Medical Debt Among People With Health Insurance | The Henry J. Kaiser Family Foundation.（n.d.）. Retrieved January 14, 2017, from http://kff.org/private-insurance/report/medical-debt-among-people-with-healthinsurance/

[46] Morrisey, M. A. (n.d.) . health insurancehealth insurance. Retrieved from http://ebooks.at.ua/_ld/0/4_HealthInsurance.pdf

[47] Mossialos, E., Wenzl, M., Osborn, R., & Anderson, C. (2015) . 2015 International Profiles of Health Care Systems. Retrieved from http:// www.commonwealthfund.org/~/media/files/publications/fund-report/2016/ jan/1857_mossialos_intl_profiles_2015_v7.pdf

[48] Muhlestein, D. (n.d.) . Growth And Dispersion Of Accountable Care Organizations In 2015. Retrieved January 14, 2017, from http:// healthaffairs.org/blog/2015/03/31/growth-and-dispersion-of-accountable- care-organizations-in-2015-2/

[49] NHE Fact Sheet - Centers for Medicare & Medicaid Services. (n.d.) . Retrieved January 14, 2017, from https://www.cms.gov/ research-statistics-data-and-systems/statistics-trends-and-reports/ nationalhealthexpenddata/nhe-fact-sheet.html

[50] NHS England?? The care.data programme. (n.d.) . Retrieved January 14, 2017, from https://www.england.nhs.uk/ourwork/tsd/care-data/

[51] Nitayarumphong, S. (1990) . Evolution of primary health care in Thailand: what policies worked? Health Policy and Planning, 5 (3) , 246 - 254

[52] Ohi, G., Akabayashi, A., & Miyasaka, M. (1998) . Japan' s egalitarian health care system: A brief historical analysis. Health Care Analysis, 6 (2) , 141 - 149. https://doi.org/10.1007/BF02678120

[53] Pellegrino, E. D. (1986) . Rationing Health Care: The Ethics of Medical Gatekeeping. Journal of Contemporary Health Law and Policy, 2, 23 - 46

［54］Perlman, M., & Fried, B. (2012). World health systems: challenges and perspectives. (B. Fried & L. M. Gaydos, Eds.)(Second edition). Chicago, Ill: Health Administration Press

［55］Public Health Outcomes Framework. (n.d.). Retrieved January 14, 2017, from http://www.phoutcomes.info/public-health-outcomes-framework#gid/1000043

［56］Ramsey, M. (1988). Professional and popular medicine in France, 1770–1830: the social world of medical practice. Cambridge?; New York: Cambridge University Press

［57］Reinhard Busse, & Miriam Blumel.(n.d.). HiT Germany – HiT-Germany.pdf. Retrieved January 14, 2017, from http://www.euro.who.int/__data/assets/pdf_file/0008/255932/HiT-Germany.pdf?ua=1

［58］Reynolds, L., & McKee, M. (2012). GP commissioning and the NHS reforms: what lies behind the hard sell? Journal of the Royal Society of Medicine, 105 (1), 7 - 10. https://doi.org/10.1258/jrsm.2011.110195

［59］Rice, T. (2013). United States: Health systems in transition. Copenhagen: European Observatory on Health Systems and Policies(7th ed.)

［60］Roberts, M., Hsiao, W., Berman, P., & Reich, M.(2003). Getting Health Reform Right: A Guide to Improving Performance and Equity. Oxford University Press

［61］Royal College of General Practitioners.(2007). Being a General Practitioner. Retrieved January 13, 2017, from http://www.gmc-uk.org/1_Being_a_GP_May_2014.pdf_56885557.pdf

［62］Royal College of Surgeons. (n.d.). About the RCS. Retrieved January 13, 2017, from https://www.rcseng.ac.uk/about-the-rcs/

［63］Rublee, D., Spaeth, B., & Schramm, W.(2012). Germany. In

B. Fried & L. M. Gaydos (Eds.) , World Health Systems?: Challenges and Perspectives (Second Edition) . Chicago, Ill: Health Administration Press

［64］Sath ā ban Wi?hai Rabop S ā th ā ranasuk (Thailand) (Ed.) . (2012) . Thailand' s universal coverage scheme: achievements and challenges: an independent assessment of the first 10 years (2001– 2010) (1st. ed) . Nonthaburi: Health Insurance System Research Office. Retrieved from http://www.hsri.or.th/sites/default/files/THailand%20UCS%20 achievement%20and%20challenges_0.pdf

［65］Shibuya, K., Hashimoto, H., Ikegami, N., Nishi, A., Tanimoto, T., Miyata, H., ⋯ Reich, M. R. (2011) . Future of Japan' s system of good health at low cost with equity: beyond universal coverage. The Lancet, 378 (9798) , 1265 – 1273

［66］Sylvia, S., Shi, Y., Xue, H., Tian, X., Wang, H., Liu, Q., ⋯ Rozelle, S. (2015) . Survey using incognito standardized patients shows poor quality care in China' s rural clinics. Health Policy and Planning, 30 (3) , 322 – 333. https://doi.org/10.1093/heapol/czu014

［67］Tahir, D. (2014) . Epic in the hot seat over EHR interoperability. Retrieved January 13, 2017, from http://www.modernhealthcare.com/ article/20141001/NEWS/310019945

［68］The King' s Fund. (2011a) . Improving the quality of care in general practice. Retrieved from https://www.kingsfund.org.uk/publications/ improving–quality–care–general–practice

［69］The King' s Fund. (2011b) . Integrating health and social care in Torbay. Retrieved from https://www.kingsfund.org.uk/sites/files/ kf/integrating–health–social–care–torbay–case–study–kings–fund– march–2011.pdf

［70］The Reuters.（2016, August 18）. Britain launches soft drinks sugar tax to fight obesity. Reuters. Retrieved from http://www.reuters.com/article/us–britain–obesity–tax–idUSKCN10S2GR

［71］Tokuda, Y.（2016）. Ethical Basis of Recognizing Generalist Physicians in Japan. Journal of General and Family Medicine, 17（3）, 189‑190. https://doi.org/10.14442/jgfm.17.3_189

［72］Toyabe, S., & Kouhei, A.（2006）. Referral from secondary care and to aftercare in a tertiary care university hospital in Japan. BMC Health Services Research, 6, 11. https://doi.org/10.1186/1472–6963–6–11

［73］Weisz, G.（2006）. Divide and Conquer: A Comparative History of Medical Specialization. Oxford University Press

［74］Welzel, C.（2013）. Freedom rising: human empowerment and the quest for emancipation. New York: Cambridge University Press

［75］WHO | Health Workforce Innovation: Accelerating Private Sector Responses to the Human Resources for Health Crisis.（n.d.）. Retrieved January 14, 2017, from http://www.who.int/workforcealliance/knowledge/resources/privatesectorhrh_report/en/

［76］WHO and Ministry of Health, Labour and Welfare.（2012）. Health Service Delivery Profile, Japan. Retrieved from http://www.wpro.who.int/health_services/service_delivery_profile_japan.pdf

［77］World Bank.（2016）. Deepening Health Reform in China. Retrieved from https://openknowledge.worldbank.org/handle/10986/24720

［78］World Health Organization, Regional Office for the Western Pacific, & Joint United Nations Programme on HIV/AIDS.（2015）. The Kingdom of Thailand Health Systems Review

［79］World Health Organization West Pacific Region.（2014）.

Regional framework for action on access to essential medicines in the western pacific ... (2011–2016)

［80］Yip, W. C.-M., Hsiao, W. C., Chen, W., Hu, S., Ma, J., & Maynard, A. (2012) . Early appraisal of China's huge and complex health-care reforms. The Lancet, 379（9818）, 833 - 842. https://doi.org/10.1016/S0140-6736（11）61880-1

［81］Yip, W. C.-M., Hsiao, W., Meng, Q., Chen, W., & Sun, X. (2010) . Realignment of incentives for health-care providers in China. The Lancet, 375（9720）, 1120 - 1130. https://doi.org/10.1016/S0140-6736（10）60063-3

［82］Yoshikawa, A., & Bhattacharya, J. (2012) . Japan. In B. Fried & L. M. Gaydos (Eds.) , World health systems: challenges and perspectives (Second Edition) . Chicago, Ill: Health Administration Press